术后**自我康复**
行动及其支持体系

王克春　顾锡冬　冯杰荣　阮　尹　蒋天武　/著

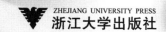

ZHEJIANG UNIVERSITY PRESS
浙江大学出版社

图书在版编目（CIP）数据

术后自我康复行动及其支持体系／王克春等著. —
杭州：浙江大学出版社，2018.9
ISBN 978-7-308-18699-5

Ⅰ．①术… Ⅱ．①王… Ⅲ．①康复医学－研究－中国
Ⅳ．①R49

中国版本图书馆CIP数据核字(2018)第228350号

术后自我康复行动及其支持体系

王克春　　顾锡冬　　冯杰荣　　阮　尹　　蒋天武　著

责任编辑	张　鸽
文字编辑	殷晓彤
责任校对	梁　容　陈静毅
封面设计	黄晓意
出版发行	浙江大学出版社
	（杭州市天目山路148号　邮政编码310007）
	（网址：http://www.zjupress.com）
排　　版	杭州兴邦电子印务有限公司
印　　刷	浙江省邮电印刷股份有限公司
开　　本	880mm×1230mm　1/32
印　　张	3.75
字　　数	84千
版 印 次	2018年9月第1版　2018年9月第1次印刷
书　　号	ISBN 978-7-308-18699-5
定　　价	36.00元

序　言

本书是理论构建，其源泉是实践的困惑与突破。我们在推进乳腺癌术后社区康复管理研究项目中遭遇重大困难，为此我们不断寻求突破的方法，也进行思路的转变。思路的转变带来新的思想认识，新的思想认识带领着我们发现事物发展的新方式，为了能清晰地阐释这种新方式，并推动研究项目在社会上的应用，为了理论构建的逻辑顺畅和语言的精炼，选择在序言中介绍理论的发源。

一、实践概貌

我们最初的实践内容是，在社区卫生服务中开展对康复的管理。康复群体是乳腺癌术后患者。为较为系统地研究乳腺癌患者术后康复管理的运行模式，我们成立了由三方组成的课题研究团队，即：浙江科技学院、长庆潮鸣街道社区卫生服务中心、浙江浙健健康管理服务公司。研究课题名为"乳房保健与乳腺癌重大疾病防治的社区健康管理示范项目"。课题正式运行时间为2016年4月至2017年12月。

我们在动员患者参加社区卫生服务的康复管理过程中遭遇了很多困难。课题组克服了困难、调整了思路、改变了方法，使得最终得出的科研成果已经远远超出了预想。不再把社区卫生服务

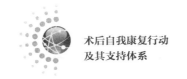
健康管理的运行模式作为核心研究对象，而是把患者的自我康复行动作为核心研究对象，项目名称最终定为"乳腺癌术后自我康复社会行动研究"。参与研究的团队也因此有了较大变化。在此前三个研究团队的基础上，增加了浙江省中医院、浙江中医药大学等多家机构的同仁。核心研究对象——乳腺癌术后患者的来源从社区扩大到多家医院。研究目的转变为，对乳腺癌术后患者在康复全程中开展自我康复行动和社会支持体系的机制研究。

随着研究的不断进展、研究思路的不断调整、研究方法的不断改进，最终得出的科研成果，远远超出了预想。最大的研究成果是：在认识上，从服务者立场转变到患者立场，确立"以健康为中心，以患者自我康复行动为根本，围绕乳腺癌术后患者的自我康复行动全程，组成多方服务的联合体系，共同追求患者的健康"。自我康复行动涉及多个场所和环节，没有任何一个服务机构能够囊括康复行动的全过程，而自我康复行动也不应该以服务为根本，应该以患者为中心、以自我行动为根本。

二、实践中的困境和转折

（一）动员患者加入社区卫生服务的健康管理平台

2016 年 5 月，三方组成的课题研究团队正式签订合作协议，协议所定项目："乳房保健与乳腺癌重大疾病防治的社区健康管理示范项目。"按照协议设想，在长庆潮鸣街道所辖社区范围内发动乳腺癌患者参加社区健康管理，并逐步扩大到有乳房保健需要的人群。

按照协议设想，社区卫生服务利用体检信息获取社区的乳腺癌患者资料，由医护人员动员这些患者参加社区健康管理。实际情况是：①体检信息中的乳腺癌患者数量远远小于社会平均水平，而下城区作为老年人口多的老城区，不可能出现这种情况。经分析发现，多数患者不愿意在体检信息表中填写乳腺癌的病史。②患者参加社区卫生服务宣教活动的积极性不高，社区卫生服务经常要靠免费发放小礼品来吸引患者，前来参加宣教活动的患者数量不多且难以再有新的患者参加。③患者不相信社区卫生服务的医疗水平以及中医适宜技术对康复的作用，更倾向于到大医院就诊，这就导致患者依从性差，进而导致后续的健康管理活动无法开展。

问题的解决办法：①扩大患者来源，从浙江省中医院的乳腺科医生处导入患者源。②引入健身气功·八段锦（以下简称八段锦），带领患者在社区卫生服务的场地习练，因其改善患者身体状况的效果明显，所以患者参加健康管理的依从性也随之提高。③提出康复的健康管理路径。

（二）引入医院患者参加社区卫生服务健康管理平台

本阶段的设想是，从医生处导入患者，在社区卫生服务健康管理平台上聚合多方服务，形成对患者自我康复的系统性支持服务。

邀请浙江省中医院医生参与到研究团队中，由医生导入患者，使得来社区参加健康管理活动的患者人数明显增多。在中医康复理论指导下，社区开展了八段锦、中医适宜技术治疗和中医康复宣教等活动。

患者在系列康复活动中产生了康复效果，主要是康复活动使

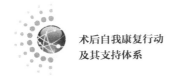
患者正气充足，体质、体能得以改善，一些术后并发症的症状得以缓解。因此，患者能够坚持参加健康管理活动。

存在的问题：在最初的设想中，希望将上级医院乳腺专科医生引入社区进行坐诊，但多种原因导致这一设想无法实现。另外，部分患者难以长期坚持到社区参加健康管理活动。难以长期坚持的原因主要有：①路途远，交通不便。②活动时间与工作时间有冲突。③住院治疗而不得不中断。

动员患者自觉坚持康复活动：①社区卫生服务借助网络，将管理扩展到患者的工作和生活中。②发展公共康复教育，将教育覆盖到从手术医院到社区卫生服务再到患者的工作生活场所。

（三）以患者康复过程为依据组织服务者提供服务

将中医康复知识作为医院护理健康教育内容，将八段锦带进病房。前期，由课题组派教练带领患者习练，制作中医康复宣传资料放在医院宣传架上；后期，课题组制作了八段锦教学视频、开通了手机网络康复教育平台，医院转为以视频为宣传资料，由护士带领患者进行八段锦习练，患者加入康复教育网络在线平台，了解术后并发症的病因等知识，讨论康复过程中遇到的问题。

患者的康复方式发生了很大变化：①住院患者从一周习练一次八段锦到每天由护士组织定时习练。②患者学习中医康复知识，树立"正气内存，邪不可干"的治未病理念，接受中医康复教育指导，在康复行动中采用提振正气、通塞除痹、扶正祛邪的康复原则。患者通过学习中医康复知识，有些患者便开始主导自己的康复行动，即自我康复行动。

　　将乳腺癌术后康复健康管理延伸到医院住院部后，康复行动在四个方面发生重大嬗变：①中医康复活动由单一病种扩展到多种疾病。②中医康复启蒙教育由一家医院扩展到多家医院。③护士带领患者开展八段锦习练活动成为医院日常活动。④由医院承担起患者自我康复行动的启动工作，对患者进行关于自我康复的启蒙教育。

　　在医院进行康复知识的传授和康复能力的培养有其局限性。由于患者住院时间普遍较短，一般都不超过一周（除非是长期住院病人），使患者没有足够的时间和机会掌握必要的康复知识。因此，我们把在医院进行的康复知识教育定位为启蒙教育。启蒙教育的根本目的是引导患者树立自我康复观念、开展自我康复行动，这就让医院的启蒙教育成为自我康复行动的开端。

（四）从传统思维向新思维的嬗变

　　从传统思维向新思维发生嬗变的质变点是，从一个服务者（社区卫生服务）角度对患者进行健康管理，转变为在患者进行自我康复行动的基础上，各个服务者为患者的自我康复行动提供帮助，满足患者需求即以患者自我康复行动为线索，由患者串联起各服务者提供的健康服务，形成系列。

　　发生嬗变的起因是医院独立于社区卫生服务之外，对患者开展自我康复启蒙教育，这就使采用社区健康管理平台管理患者康复全过程的方式不能实现。需要按照患者自我康复行动的过程，将医院进行的启蒙教育作为行动的启动过程，将社区卫生服务进行的健康管理作为行动的持续过程。

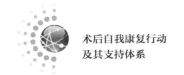

中医康复不仅在乳腺疾病康复上有效，而且在其他多种疾病的康复上也是有效的。这是中医康复普遍适用性的体现。

因而，我们最终确立"以健康为中心，以患者自我康复为根本"的康复行动指导思想。但为了使中医康复发挥出更好的疗效，同时出于对风险管控的考虑，决定先把患者群体限定为术后患者，以后再扩大适用范围。

三、在新思维下开创自我康复发展新方式

习近平总书记在2016年8月召开的全国卫生与健康大会上发表的重要讲话中提出："树立大卫生、大健康的观念，把以治病为中心转变为以人民健康为中心。"国务院于2016年12月27日颁发的《"十三五"深化医药卫生体制改革规划》（国发〔2016〕78号）在指导思想、基本原则和主要目标里进一步指出，"树立大健康理念，全力推进卫生与健康领域理论创新、制度创新、管理创新、技术创新，加快建立符合国情的基本医疗卫生制度，实现发展方式由以治病为中心向以健康为中心转变"。《"健康中国2030"规划纲要》中指出健康的重要意义是："实现国民健康长寿，是国家富强、民族振兴的重要标志，也是全国各族人民的共同愿望。"《"十三五"卫生与健康规划》（国发〔2016〕77号）在指导思想中提出改革的方向，"实现发展方式由以治病为中心向以健康为中心转变"。因此，术后自我康复行动及其支持体系的发展需要采用以健康为中心的作为指导思想理。从而，"实现发展方式由以治病为中心向以健康为中心转变"成为健康领域改革和"健康中国"建设在发展上的重要价值取向。

自我康复需要向以健康为中心的方式转变，认识自我康复行动及其支持体系的发展就不宜再采用以治疗为中心和以服务为中心的理论为依据。

新思维是以健康为中心，以患者对自身健康的责任为根本动力，以患者的自我康复行动为依靠，各方服务围绕自我康复行动形成系统性服务。因此，服务方式转变成：在患者缺乏自我康复观念时进行启蒙教育，树立起自我康复观念；在患者缺乏自我康复能力时，提供康复教育，培养其开展自我康复行动的能力；市场能满足患者在开展自我康复行动中产生的特殊需求；在患者开展自我康复行动中需要医疗卫生与健康管理服务时，公立医疗卫生机构能为其提供治疗与管理服务。总之，让术后患者能顺利开展并开展好自我康复行动，是社会支持、帮助术后患者康复的宗旨。

目 录
CONTENTS

第一章

在"健康中国"背景下
认识术后自我康复行动

　　《"健康中国2030"规划纲要》提出"要加强个人在健康中的责任",《健康浙江2030行动纲要》(浙委发〔2016〕36号)更进一步提出"牢固树立'每个人是自己健康第一责任人'的理念"。两个文件对于个人健康责任的论述表明,个人在健康中具有重要作用,在健康中国建设中必须发挥个人对健康的作用,发挥作用的方式是强化个人的健康责任。在个人对健康承担重要责任的前提下,社会要引导"个人形成自主自律,符合自身特点的健康生活方式",最终以"共建共享"方式实现"全民健康"目标。对于术后患者来讲,有机构康复和自我康复两种康复方式。其中,机构康复负责康复活动的组织和实施,自我康复是由患者负责组织和实施。由术后患者主导确定康复路径,制定康复计划,自觉有计划有步骤地开展康复活动,就是术后自我康复行动。康复活动行动的主体是患者,目标是健康,因此患者是术后康复的第一责任人。社区卫生服务和公立医院有保护全民健康的公共责任,对患者术后康复承担第二责任。商业服务机构则根据患者需求,为患

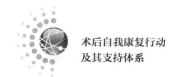
者术后自我康复行动提供帮助。患者在术后自我康复行动的过程中需要多方支持和帮助，才能实现术后康复的终极目标——健康。

术后自我康复行动在社会全面开展，是个人健康责任与全民健康责任的统一。在"健康中国"背景下，政府以全面健康为己任，发动全体术后患者开展自我康复行动，统筹公立医疗卫生机构和社会力量支持术后自我康复行动，发挥领导作用。

患者是术后康复的第一责任人

一、术后康复活动的医者主导与患者主导

《康复医学》对康复的定义是："康复是达到下述目标的一个过程，旨在通过综合、协调地运用各种措施，消除或减轻病、伤、残者身心、社会功能障碍，达到和保持生理、感官、智力精神和（或）社会功能上的最佳水平，从而借助某种手段，改变其生活，增强自立能力，使病、伤、残者能重返社会，提高生存质量。尽管有的病理变化无法消除，但经过康复，仍然可以达到个体最佳生存状态。"[1]

在各种康复措施中，根据康复行动主导者的不同可以分为医者主导和患者主导两类。医者主导是指由医者制定康复计划、提供康复手段，并负责指导和管理康复行为，患者积极配合医者提供的各种康复措施，如医疗康复和康复工程等。患者主导是指由患者自己主动开展康复行动，自己寻找康复措施，自行安排康复活动，根据自身特点和愿望进行康复行为，从而达到提高生存质

---

[1] 南登崑. 康复医学[M]. 3版. 北京：人民卫生出版社，2005：1.

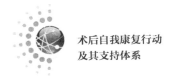
量和重返社会的目标。

术后康复通常是由进行手术的医院负责为术后患者提供医疗康复措施、安排康复工程，基本是在医院开展康复活动。而在院外进行康复活动，则需要由患者主导康复活动，由患者对康复行为负责。患者是术后康复的第一责任人，指的就是由患者来主导自我康复活动，并承担行为责任。一般情况是，手术所在医院为患者提供自我康复意见，但无法为患者提供自我康复服务。

自我康复活动，既需要由患者主导，也需要由患者负责。患者是否该对康复问题负责？追求自身健康，才是进行康复活动的根本动力。当患者处于虚弱状态，想由虚弱转变为强壮时，患者自身必须要有强烈地追求健康和回归正常生活的愿望作为支撑，患者才能主动地寻求各种康复方法、开展康复活动，才能主动寻求各方的帮助。这就是患者对康复负责的意义。只有患者对康复负起责任，主动向多方进行求知求助，开展综合的康复活动，康复效果才会是事半功倍的。反之，如果患者不追求自身健康，不对自身健康负责，那么外界的任何帮助都是事倍功半的。

二、患者依靠自己进行术后自我康复行动

术后患者是术后康复的第一责任人。作为第一责任人，患者就要认识和理解康复活动，自己主导康复过程，日常生活和工作中自我约束，满足康复需要。在《"健康中国2030"规划纲要》和《健康浙江2030行动纲要》中提出的"自主自律"，表达的正是这个含义。

患者对康复认识不足，经历手术后很可能对治疗产生恐惧心

理，因而比较容易陷在被动接受治疗的模式中，依赖医生进行康复而不是主动开展康复行动。这是患者没有树立起自我康复观念的缘故。术后康复不再是治病，而是休息调养、恢复健康，因此术后康复阶段必须依靠患者自己。健康是身心的强壮愉悦，是生命积极向上的状态，是具备回归社会的能力，因此康复过程中患者自己要有主观愿望和主动追求。在术后康复进程中，患者的目标是追求自身最佳状态，回归社会，所以康复目标具有个性化特点，这就需要患者根据自身情况树立正确的康复目标，正确康复目标的树立依赖于正确的自我康复观念。在树立了自我康复观念后，患者就会去主动学习术后康复知识，积极主动地开展康复行动。患者开展术后自我康复行动的积极性和主动性，将会带动社会各方提供支持患者术后康复的各种服务，有了各方的支持，患者的术后自我康复行动也将更加有效。因此，树立术后患者的自我康复观念是开展术后自我康复行动的前提。

术后自我康复行动的特点

术后自我康复行动在基本完成医疗康复后开始，由患者自主选择康复措施、康复活动形式，自主决定康复活动全过程。在康复过程中，患者主导推进康复行动，所以与医院主导的康复相比，术后自我康复行动有自己的特点。

一、患者在术后自我康复行动中的特点

对于患者来讲，必须要知道术后自我康复该如何行动，需要具备哪些相应的康复能力，这样才能进行自我康复。在自我康复行动中，由于康复活动的复杂性与患者自身能力和条件的限制，通常需要借助外部力量支持才能很好地完成康复活动。因此，患者在术后自我康复行动中具有以下特点。

（1）术后患者必须树立自我康复观念。术后患者如果没有树立起自我康复观念，就不能积极主动开展术后自我康复行动。患者在医院接受手术治疗后，一般会把康复希望寄托在医生身上，依靠医生的指导进行康复，尚难树立起康复靠自己的观念。树立自我康复观念最有效的方式是医院为患者开展自我康复启蒙教育

活动。

（2）患者需要学习专业康复知识，提高自我康复能力。患者若缺乏专业康复知识和康复能力，将会不知如何开展术后自我康复行动。术后自我康复行动有其内在规律，我们将这种内在规律称为"康复之道"。想要遵循康复之道开展康复行动，需要具备相关的康复知识和康复能力，而术后康复知识和能力需要通过康复教育来学习和培养。

（3）患者康复的理想目标是回归生活和社会。由于康复的目标是要回归正常生活、回归社会，康复行动就需要融入生活和社会中，在康复中有生活，在康复中有社会活动。这样，患者才可以在康复进程中恢复健康，融入生活和社会。

（4）术后康复通常是长期的，康复活动需要有专业机构的组织、管理。术后患者通常需要在家中进行长期的康复活动，这需要有专业机构进行管理，需要将医疗、养生保健和健身结合起来，这正是社区卫生服务承担的公共卫生任务，同时也符合家庭医生签约制度。

二、帮助患者开展术后自我康复行动的服务特点

患者开展术后自我康复行动需要各方面的帮助，主要有公立医疗卫生机构、康复教育机构和商业服务机构。患者对术后康复承担第一责任，而提供帮助的各方对患者的康复承担不同的责任，因而形成不同的服务特点，产生不同的效果。

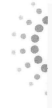

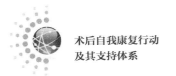
（一）患者第一责任与公立医疗卫生机构第二责任的服务特点

患者对自身康复承担第一责任，这是患者对自身健康负责的体现。对患者健康负有责任还包含有政府，即政府保护全民健康的公共责任。公共责任由政府建立的公立医院和社区卫生服务承担，而全民健康责任在自我康复行动中是第二责任。公立医院和社区卫生服务负责帮助患者开展术后自我康复行动，这是两种责任的共同要求。

对于术后康复来讲，自我康复已经不在医疗服务的范围内，但是，在全民健康责任的要求下，手术医院仍支持患者院外的术后自我康复行动，这是全民健康责任赋予医院对自我康复行动的第二责任。另外，医疗的终极目的是患者恢复健康。对于公立医院来讲，全民健康责任驱动公立医院支持患者的术后自我康复行动。

由于患者在医院接受手术治疗，术后康复从医院开始，所以医院就是患者术后自我康复行动的发源地。术后，患者的住院时间有限，医院能给予患者的康复方面的帮助主要有：帮助术后患者树立自我康复观念；对患者术后康复所必需的相关知识进行启蒙教育，培养患者进行康复的基本能力；与出院患者保持联系，对出院患者适时地进行健康管理指导。

社区卫生服务对术后患者在社区的康复要直接承担起公共卫生性质的健康管理责任。在患者开展术后自我康复行动之后，社区卫生服务可以为患者的术后自我康复行动提供健康管理。

（二）商业服务者帮助术后自我康复行动的行为特点

商业服务者在为术后自我康复行动提供辅助性服务时，商业服务者是以提供满足患者需求的服务为本职工作，并作为收入来源。服务是以患者为中心，服务跟着患者的需求而定。

（三）康复教育机构帮助术后自我康复行动的行为特点

在术后患者开展自我康复行动时，康复教育机构既要传授康复知识、康复技能，又要协助术后患者寻求自我康复行动的道路。因此，康复教育机构的行为特点有：①将共性康复道路与个性康复道路相统一开展康复教育。②将知识传授与技能培养相统一开展康复教育。

在"健康中国"战略背景下
落实术后自我康复行动

"健康中国"战略在术后自我康复行动上的落脚点是，推动术后自我康复行动在全人群和全过程上开展。政府要落实"健康中国"战略，就要推动术后自我康复行动在术后患者群体中开展，促使健康服务者在行动全过程上提供系统连续的服务。

一、政府的领导作用

习近平总书记指出："没有全民健康，就没有全面小康"。这一重要论断明确了全民健康是全面小康的前提和基础。《"健康中国2030"规划纲要》提到："健康是促进人的全面发展的必然要求，是经济社会发展的基础条件。实现国民健康长寿，是国家富强、民族振兴的重要标志，也是全国各族人民的共同愿望。""共建共享、全民健康"，是"健康中国"的战略主题。坚持政府主导与调动社会、个人的积极性相结合。术后自我康复行动符合"健康中国"的战略精神。对多方共建共享的行动，需要政府发挥领导和协调作用。

政府在术后自我康复行动向全人群扩展、在全过程享有服务上发挥领导作用：①领导社会开展宣传教育活动发动术后患者，开展自我康复行动；②将全部自我康复行动纳入行动支持体系；③须领导建立公共的覆盖行动全过程的支持体系。

政府的领导作用与患者的主导作用各有不同作用方面。政府的领导作用主要发挥在组织和领导社会对患者自我康复行动的支持上，而患者的主导作用主要发挥在对自我康复行动的实施上。

二、政府全民健康责任的落实

社会对术后自我康复行动的支持，必须是成体系的。支持体系由两部分组成，一部分是由全民健康责任提供的支持，另一部分是由市场提供的支持。全民健康责任提供的支持是基础，市场提供的支持是补充。政府的全民健康责任的需要落实在公立医院和社区卫生服务上。

政府把全民健康的部分责任赋予公立医院，要求公立医院发动患者开展自我康复行动。

政府把全民健康的部分责任赋予社区卫生服务，要求社区卫生服务承担术后康复在社区的健康管理的任务。

政府允许社会资本参与辅助患者开展术后自我康复行动。社会资本若要参与术后自我康复的相关服务，需要与公立医疗卫生机构合作，这就需要政府在政策法规上允许两者的合作。

第二章

在"健康中国"背景下的
术后自我康复行动方式

  《"健康中国2030"规划纲要》[①]（以下简称《纲要》）中对中医药发展有两个重要提法，一是充分发挥中医药在疾病康复中的核心作用，二是充分发挥中医药在治未病中的主导作用。

[①] 中华人民共和国国家卫生和计划生育委员会."健康中国2030"规划纲要.[2016-10-25].http://news.xinhuanet.com/health/2016-10/25/c_1119785867.htm.

充分发挥中医药
在康复中的独特优势

《纲要》在第九章中阐述了"充分发挥中医药独特优势"的内容，其中强调充分发挥中医药在治未病中的主导作用、在重大疾病治疗中的协同作用、在疾病康复中的核心作用。西医康复与中医治未病两者有相同点也有不同点。相同之处是两者本质内涵相同，都是追求人从病弱中恢复健康；不同则在于，中医与西医认识健康的逻辑不同，使人恢复健康的技术手段和技术路线不同。中医在康复中具有独特优势，是我国医学界的共识。《纲要》强调要发挥中医药治未病中的主导作用和在疾病康复中的核心作用。

一、发挥中医药在疾病康复中的核心作用

国家中医药管理局原局长王国强在论述发挥中医药优势作用时指出，发挥中医药在疾病康复中的核心作用，就是要增加中医药康复服务供给，使中医药成为疾病康复的首选和重要手段①。《关

---

① 刘喜梅. 突出发挥中医药的三个作用 [EB/OL]. [2017-01-10]. http://news.xinhuanet. com/politics/2017-01/10/c_129438473.htm.

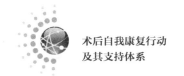
于促进中医养生保健服务健康发展的指导意见》[1]提出的具体措施是：促进中医特色康复服务机构发展，鼓励二级以上中医医院与康复疗养机构的转诊与合作，构建分层级、分阶段的中医特色康复服务体系。

黑龙江中医药大学康复医学院负责人、博士生导师、康复医学学科带头人唐强教授在《中国中医药报》专访中对中医药在疾病康复中的优势进行了总结：优势一，整体康复与辨证康复个性化治疗相结合，即中医康复学与现代康复学相比，在强调运动、平衡、言语、认知等功能恢复的同时，还主张辨证康复，即在重视整体观的前提下，提倡辨证论治，针对个体差异、同病异治、异病同治，根据疾病发展的不同阶段、不同表现体现"三因制宜"，制订个体化康复方案。优势二，传统医学手段与现代康复评价和康复治疗体系相结合，即在康复过程中主张采用以《素问·异法方宜论》中提倡的"圣人杂合以治，各得其所宜，故治所以异而病皆愈"为原则，与现代康复方法相比，该原则可体现独特且行之有效的特点，其干预手段与现代康复医学理念相吻合，并与现代康复技术相印证。优势三，"防治"并重，多渠道治疗与预防相结合，即在注重医疗康复效果的同时，也同样关注"不治已病，治未病"的重要性[2]。三大优势的根本是将医疗、康复、养生在康复行动中融为一体。

---

① 国家中医药管理局.关于促进中医养生保健服务健康发展的指导意见（国中医药医政发〔2016〕1号.
② 衣晓峰.中医康复治疗有三大优势[N].中国中医药报，2012-2-6(3).

基于中医药在康复实践中的经验总结和中医理论对康复的阐释，结合中国发展健康事业的战略思考，选择中医药作为康复的核心，具有坚实的理论和实践基础，是实现小康社会的重要举措。

二、发挥中医药在治未病中的主导作用

王国强还指出，发挥中医药在治未病中的主导作用，就是要坚持预防为主，提升中医药在健康评估、预测、干预等方面的核心竞争力，发挥中医药在疾病预防控制方面的骨干作用、龙头作用。关于治未病健康工程的实施，在《纲要》中具体提出了"实施中医治未病健康工程"，鼓励中医养生保健服务发展，拓展中医医院服务领域，为群众提供中医健康咨询评估、干预调理、随访管理等治未病服务。

（一）中医治未病的内涵与实现方式

1. 治未病的内涵

治未病思想是中医的核心思想之一。在《黄帝内经·素问·四气调神大论篇》中提出："圣人不治已病治未病，不治已乱治未乱，此之谓也。夫病已成而后药之，乱已成而后治之，譬犹渴而穿井，斗而铸锥，不亦晚乎！"治未病重在顺时养生，预防疾病，中医治未病的基本原则是"未病先防""既病防变"和"瘥后防复"（瘥是指疾病痊愈，故也将"瘥后防复"称为"愈后防复"）。朱向东等[①]对治未病的解释是"未病先防"，是指在我们身体还没有生病之前，

[①] 朱向东，李广远，刘稼，等. 中医"治未病"思想的内涵探讨[J]. 中华中医药学刊. 2008，26（12）：2725-2727.

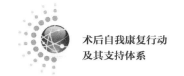

做好预防措施，防止疾病的发生；"既病防变"，是指在疾病已发生和在治疗情况下，要及时了解病情的发展趋势，注意其传变规律，随时掌握治疗的主动权，以防止病邪深入传变甚至发生危变；"愈后防复"，是指除邪务尽，防止疾病复发。这三个基本原则相辅相成，联系紧密，立足于强身健体，其核心在"防"。

2. 中医治未病的实现方式

《黄帝内经·素问·刺法论》："正气存内，邪不可干"。这是中医预防疾病的理论基础。蔡华珠等[①]提出，正气存内的含义是"足""通""和"，也就是说正气同时满足"足""通""和"三个条件，则"邪不可干"。在"未病"情况下，保持"正气存内"可以预防疾病；在正气出现不足、不通或不和而未成病时，及早发现、及早调理，即可"未病先防"。在既病情况下，对正气已经出现不足、不通、不和进行补足、疏通、调和，有利于稳定病情、预防传变，也有助于治疗疾病，产生协同作用，达到既病防变效果。在大病初愈身体尚虚时疾病最易复发，最需要滋补养生、增强体质，这样，愈后防复的实现方式是正气的补足、疏通、调和。因此，治未病的道路是正气"足""通""和"道路。在正气"足""通""和"道路上，采用的手段是"杂合以治，各得其所宜"（《黄帝内经·异法方宜论》），即：利用中医内治、外治方法，结合中医养生、传统体育和情志调摄等多种手段，实现康复的目的。

① 蔡华珠，洪菲萍，纪立金，等."正气存内，邪不可干"的内涵及运用探析[J].中华中医药杂志.2015，30（4）：987-989.

（二）中医药在治未病中发挥主导作用

中医药理论为治未病树立"正气存内，邪不可干"的预防疾病目标，中医药在正气"足""通""和"的发展道路中起主要作用，由此可以引导参与治未病行动的各方，向"正气存内，邪不可干"方向前进。治未病有丰富的内涵，针对每个个体的治未病有不同的具体方式，因此，治未病需要以每个个体为中心，形成适合个体的治未病方式。

三、愈后防复在康复中的独特优势

从康复医学定义中可以看出，康复是从病、伤、残已存在而由此迈向健康的角度，认识健康，并把重点放在功能恢复上。治未病则是从不病的角度，在未病但有发病的苗头时消除苗头，在已病但有加重或传变的苗头时消除苗头，在疾病痊愈后但患者身体虚弱有易再病等隐患时消除隐患，治未病是把重点放在"扶正祛邪"上。西医康复与中医治未病，在本质上都是追求人的健康，由于两者视角不同，使得西医康复注重功能恢复，中医治未病注重不病。

"愈后防复"在康复中具有独特优势。以治未病中的"愈后防复"为指导开展康复活动更注重不病的含义。在提高生活质量上有更积极的作用，因此治未病在此具有优势。

第二节

术后自我康复行动内涵

在结束医院术后处理后，患者需要尽快进入康复进程，而长期的术后康复一般需要在院外进行，康复方式要从依靠医护人员进行康复转变为患者进行自我康复行动。

一、愈后防复靠自己

（一）转变康复方式

术后患者的康复方式从依靠医护人员进行康复转变为依靠患者自身进行康复。康复医学强烈推荐患者树立自我康复观念。康复医学指出，任何病伤残者的康复成效，都取决于他们的自我康复观念。康复的最终成果取决于康复对象本身[①]。落实在术后患者的康复上，术后患者要真正获得身体无病、心理安适、社会适应的健康状态，最终是需要以自定健康目标、自寻康复方法和道路、自己坚持开展自我康复行动的方式来获得的。

患者在手术住院期间，医护人员需要在工作中开展患者自我

---

① 南登崑. 康复医学[M]. 3版. 北京：人民卫生出版社，2005：8.

康复的启蒙教育，引导患者树立自我康复观念，使患者在出院后能自觉开展自我康复行动。

（二）术后自我康复行动需要帮助

患者在康复行动中存在不足，要做好康复行动就需要有外部帮助。

1. 患者缺乏相关知识

患者缺乏对中医治未病的认识，需要专业人士传授相关知识。

2. 患者康复技能不足

实现"正气存内"需要有相应的提升正气的自我锻炼手段，这些手段需要患者掌握。在康复进程中，患者康复技能的掌握和提高，需要有专业人员的培训和指导。

3. 患者行动能力不足

康复行动是一个长期的过程，在这个过程中，需要计划、毅力、管理、检查和调整等，而这些行动能力有些患者可能并不完全具备，这时就需要有相应的机构帮助患者管理术后自我康复行动。

4. 患者康复缺少群体活动

人具有社会性，而患者的康复更需要群体活动和在活动中获得乐趣。因此，需要在自我康复行动中增添丰富多彩的群体康复活动。而群体康复活动需要有相应机构帮助患者群体进行组织。

二、术后自我康复行动的内涵

术后自我康复行动是从医院开始，在社区卫生服务中得到管理的。"健康中国"战略要求公立医院和社区卫生服务承担全民健

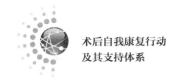

康责任。因此，需要在"健康中国"背景下认识术后自我康复行动的内涵。

术后自我康复行动的内涵包括五个方面：①术后自我康复行动的目的是达到和保持患者自我认可的最佳的身心和社会功能状态。②术后自我康复行动的主导者是患者自己，患者作为主导者，需要对康复行动负责。③术后自我康复行动的中医理念是治未病思想，以中医治未病中愈后防复作为康复的指导原则。④术后自我康复行动的道路是"正气存内"。⑤术后自我康复行动的辅助工作是在公立医院和社区卫生服务承担全民健康责任的要求下进行的。

术后自我康复行动是指，手术患者出院后，以对自身健康负责的态度，主动寻求康复道路，掌握康复知识和技能，自主开展并主导的康复行动。

术后自我康复行动的
螺旋式上升发展模式

术后自我康复行动是一个不断减少不适症状，逐步恢复健康的过程。在这个过程中，当患者对某种健康状态满意了，或者认为不再有提高的可能了，就会停止康复行动。因此，康复过程是由一个一个小目标组成的，一个问题解决了，再继续解决下一个问题。因此，可以将术后康复行动认为是一个不断改善健康的螺旋式上升的发展过程。这个过程，既是一个循环的过程，又是一个从发生到发展再到结束的过程。

一、螺旋上升规律

（一）术后自我康复行动的特征

（1）康复是在人体虚弱与不适状态下向健康状态进行调整。这种过程是身体从病弱状态向强壮健康身态发展变化的。

（2）在治未病的过程中，患者追求的健康包含强烈的主观性。健康概念也包含有主观感觉成分，如心理和精神的满足、对社会生活的适应等。而在愈后防复的过程中，对病的将发而未发，需

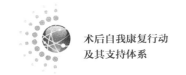

要以患者自身的不适感，再加上心理、精神以及社会生活等因素来判断，所以康复效果的评判和康复目标的设定有强烈的主观性。这使得康复目标是在不断变动的，并且具有患者主观性。

（3）治未病的康复过程是由一个一个的康复目标组成的，健康目标是由浅到深逐层出现的。在主观感觉不适时，人们就会将其作为康复的目标。在消除不适后，潜藏的不适就会浮现出来。这样，新的不适就成为新的康复目标。

（4）康复的终极目标是健康，而健康目标是否达成是由患者自己决定的。

由以上特征可知，术后自我康复行动的目标是消除对身体健康状态的不满意，因此也可以简称康复目标为消除不满意。术后自我康复行动的康复目标是逐渐浮出的，因而，术后自我康复行动是一个螺旋式上升的过程。上升到没有不满意了，术后自我康复行动就结束了。

（二）术后自我康复行动的基本矛盾

从康复螺旋式上升的过程看，康复行动的基本矛盾是康复能力与实现期望目标的不匹配问题。

就康复能力来讲，当康复目标确定后，康复能力要与康复目标相适应。在能力不足时，要调整和提高能力。随着康复目标的不断调整，康复能力也需要不断调整和提高。

就康复目标来讲，康复目标是有阶段性的，一个目标的实现是下一个目标的开始。同时，目标还会根据患者出现的意外情况进行临时的调整。因此，康复目标是不断变化的。

这样，康复能力与康复目标的不匹配问题就成为康复过程的基本矛盾。

随着康复行动的进展，康复目标也在变化，康复能力也要不断地提高。

（三）康复目标与康复能力相互适应

术后自我康复行动是一个确立阶段性康复目标，培养相匹配的康复能力，然后进行有效康复行动的过程。在这个过程中，一个康复目标实现了，接着确定下一个康复目标，再培养康复能力，实现新的康复目标；或者，在康复水平不能完成康复目标的情况下，认识到新的康复问题，转换到新的康复目标，建立新的康复能力，开展新的康复行动。

1. 康复目标的模糊与明确

在一个康复阶段，需要确定有限的明确的康复目标。康复目标需要从患者的陈述中产生。患者对疼痛的感受和希望达成的康复目标通常是模糊的和不专业的，这就使目标处于模糊状态。专业人员对患者身体状况进行诊断，了解患者的康复环境和康复技能，理解患者康复愿望，最终确定康复目标，并用专业语言明确表述出来。完成目标从模糊到明确的过程。

2. 康复所需能力的确定与培养

在康复目标确定后，就要明确康复能力的要求。在明确了对康复能力的要求后，就要进行康复能力的培养。

3. 检验康复能力

在开展相应目标的康复行动后，就要对康复行动的效果进行评

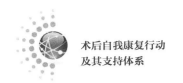
价，发现行动的不足之处，检验康复能力是否与之相匹配，进而调整康复能力，特别是康复能力需要提高到满足康复目标的需要。

4. 促进康复目标与能力的相互适应

康复目标与康复能力是相互调整适应的。具有什么样的康复能力就可以消除什么样的不满意，感觉到新的不满意，就需要进一步获得相应的康复能力。在现实条件下，社会支持越大，则康复能力的提高和调整范围越大，设定康复目标的认识就越高。

康复教育支持术后自我康复行动基本道路与目标的确定以及患者具备相应的康复能力，公立医院支持术后自我康复行动的启动，社区卫生服务支持术后自我康复行动的维持。

二、术后自我康复行动发展各阶段的特点

术后自我康复行动的发展是一个过程，患者对自我康复行动的认识和执行，是从无知到明理、从盲目行动到依道而行、从依赖医生到自主行动的发展过程。在康复后期，逐渐从康复转入健康维护。

第一阶段为启动自我康复行动阶段。特点是要从患者的自我康复的启蒙教育入手。术后自我康复行动的启动，需要患者树立自我康复观念。由于手术发生在医院，在医院的健康教育中进行自我康复行动的启蒙教育最合适。

第二阶段为患者不断学习康复知识和培养康复能力阶段。在患者开始进行术后自我康复行动时，需要学习康复知识和培养康复能力，并随着康复行动进程持续学习。

第三阶段为患者确认自我康复成效阶段。特点是患者的认知

方向开始转向术后自我康复行动还能不能继续产生消除身体不适的作用。在消除了大部分可消除的不适症状和改善了患者的健康状况后，康复行动能产生的健康效果逐渐减少，患者开始确认健康状况是否足够满意，是否有些病理变化确实无法消除而需泰然接受。

第四阶段为患者逐渐结束康复行动阶段。特点是患者逐渐恢复正常生活、维持相当的健康状态。在确认达到可接受的或足够满意的健康状态后，患者结束康复行动，转而进入维护健康的行动。从康复行动的发展规律看，康复行动的终止就是健康维护的开始，两者是无缝衔接的。

循环规律与过程规律的统一是术后自我康复行动的螺旋式上升规律。

三、术后自我康复行动辅助者的行为特征

术后自我康复行动是患者的自主行动，患者在自主开展行动中有康复知识不足和康复能力不足的情况时就需要外部的辅助。辅助者的行为从根本上讲是应患者之所需。

术后自我康复行动具有螺旋式上升规律，患者因行动能力不足而产生对帮助的需要，因此辅助者行为也需要服从于螺旋式上升规律。

（1）在术后自我康复行动中，辅助者的行为特征之一是帮助提高患者自我康复能力。术后自我康复行动的特定目标与相关能力相匹配规律表明，在康复目标确立后，就需要相应的康复能力与康复目标相匹配。因而，辅助者的工作有三方面内容：①帮助

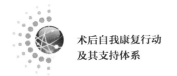

患者确定康复目标；②培养患者的康复能力；③帮助患者进行康复行动。

（2）在术后自我康复行动的过程中，辅助者在其中起的作用由大到小。辅助者行为的最终目的是使患者能独立自主进行康复行动，而不再需要帮助。

"健康中国"战略下的
术后自我康复行动

对患者而言,术后自我康复行动是个体行为,但在全民健康的大目标下,术后自我康复行动又有促进全民健康的社会意义在其中,因而两者可以形成融合。"健康中国"战略落实在术后自我康复行动上,追求的目标是人人开展自我康复行动,自我康复行动得到"两全"服务。"两全"服务的含义是自我康复要服务全过程、服务全人群。

一、术后自我康复行动中的个体利益与公共利益

(一)在术后自我康复行动中个体健康价值与公立医疗卫生 机构全民健康价值存在差异

在术后自我康复行动中,公立医院和社区卫生服务的全民健康价值与术后自我康复行动的个体健康价值存在一定差异,不可能使全民健康完全包含个体健康。

术后自我康复行动是患者个人获得健康价值的行动,服务者可以在帮助患者获得个体健康价值时获得服务者的个体价值,服

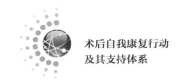
务者的个体价值如金钱价值、慈善价值、关爱患者价值等。

全民健康是社会公共利益，提供全民健康的公共服务需要做到人人公平享有，所提供的公共服务需要以社会能承担的基本公共服务内容为标准，对术后自我康复行动起到支持和补充患者自主行动的作用。

但是，公立医疗卫生机构作为政府设立的为全民健康服务的组织，有面向全民整体健康目的的制度约束，有卫生行政管理约束其个体行为符合全民健康价值。术后自我康复行动的患者个体价值并不能完全包含在公立医疗卫生机构的特定的全民健康价值内。如，健身和营养等养生保健服务不在医保范围内，患者特殊需要的一些护理和康复活动不一定在社区卫生服务的公共卫生范围内。这样，患者的这部分需求就不在全民健康的公共服务范围内。

（二）"健康中国"战略下个体利益与公共利益的融合

"健康中国"战略推动术后自我康复行动在全体患者中开展，由此产生全民健康价值。

（1）引导和支持术后自我康复行动成为素养促进的一部分。术后自我康复行动是个体行为，尽管患者都希望能恢复健康，但是受各种条件的限制，并不是每个患者都能认识和掌握自我康复行动道路，不是每个患者都能开展并长期坚持康复行动。要使全体术后患者都能开展术后自我康复行动，需要"健康中国"战略支持社会各方对术后患者进行的启蒙教育；要完成康复行动的全过程，需要动员社会各方给予患者支持。

（2）鼓励和支持公立医院和社区卫生服务支持术后自我康复

行动。在医院环节，发挥医院启蒙教育作用，引导患者开启自我康复行动；在社区卫生服务环节，发挥社区卫生服务的健康管理作用。

（3）"健康中国"战略需要以康复教育为抓手，落实术后自我康复行动在全人群和全过程的实现。康复教育是术后自我康复行动的灵魂，康复教育发动术后自我康复行动，将行动之道贯穿在行动中和辅助者的行为中。因此，"健康中国"需要支持康复教育为患者和服务者提供全程全面的教育服务。

二、"健康中国"战略下术后自我康复行动的发展方式

"健康中国"战略推动术后自我康复行动实现全民健康价值，是在术后自我康复行动上融合各方服务的过程。推进的基本方式是，激发和发挥患者在术后自我康复行动中的自主责任意识和主导作用，要求公立医疗卫生机构支持术后自我康复行动，扶持教育发挥指导术后自我康复行动的作用。

第三章

公立医院开启
术后自我康复行动

　　公立医院是术后自我康复行动的源地，公立医院在手术后应该立即开始帮助患者开展术后自我康复行动。站在公立医院的角度认识公立医院对术后自我康复行动的帮助责任，帮助分两个区域开展，一个是院内区域，一个是院外区域。在院内区域，公立医院帮助患者是启动自我康复行动，在于帮助患者从康复知识上和康复能力上开启术后自我康复行动。在院外区域，公立医院做好患者术后自我康复行动的辅导。公立医院有帮助患者做好康复的社会责任，这个责任由两个来源：一个是医疗责任向将看延伸而落实在康复上，一个是政府将全民健康责任赋予公立医院。

　　另外，公立医院作为全体医护人员的代表，内在地应具有医者仁心的医德，会主动关心和帮助术后患者开展自我康复行动。

公立医院帮助患者开展
术后自我康复的动力与行为特征

公立医院帮助患者在院外开展术后自我康复行动，动力有两个，一个是自发的仁心仁术，一个是有压力的责任。两种动力对应有两种行为特征。

一、公立医院在术后康复上的责任与仁心仁术

（一）公立医院在术后康复上的责任

公立医院对患者康复有两个责任，一个是医疗责任的延续，另一个是公立医院作为保护全民健康体系中的一员有支持健康行动的责任。

1. 由医疗责任延续到康复责任

医疗的终极目的是健康，而在手术治疗后还需要康复才能实现健康，所以即使康复不在院内进行，公立医院仍有关心和帮助患者做好康复的责任。

但公立医院在康复上的责任与医疗责任不同。在医疗上，医生是医疗活动的主导者，患者的角色是依从者。在康复上，患者

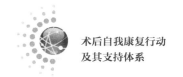
是术后自我康复行动的主导者，承担获得健康的主要责任；公立医院转为提供咨询和辅导，承担次要责任。另外康复是医疗的延伸，在康复过程中会交叉有医疗活动，而医疗必须与康复相互协调，共同为实现健康做出贡献。

2. 全民健康责任

公立医院是国家全民健康保障体系中的一员，虽然定位在医疗上，但是在需要公立医院支持健康行动时，公立医院有支持的责任。

在"健康中国"战略下，术后自我康复行动发展成为全民行动，是建设"健康中国"的一项工作，而公立医院是术后自我康复行动的重要支持者，政府通过赋予公立医院全民健康责任推动公立医院自觉主动为术后自我康复行动提供支持。

（二）公立医院在术后康复上的仁心仁术

秉承仁心仁术的精神为患者治病，公立医院必然要关心患者治病后的健康情况，在患者的康复需要公立医院帮助时，公立医院当发自内心支持和帮助患者做好术后自我康复行动。

仁心是公立医院支持患者术后自我康复行动的内在自觉，责任是公立医院支持患者术后自我康复行动的外在要求。两者结合，内外统一，组成了公立医院支持术后自我康复行动的强大动力。

二、公立医院帮助患者在院内开展术后自我康复行动的行为特征

公立医院帮助患者在院内开展术后自我康复行动，主要利用

围术期这个特殊时期，患者住院接受治疗和治疗后的护理与恢复，由医护人员引导和启蒙患者开展术后自我康复行动。

围术期是针对需要外科手术疾病的处理过程的一个专业名词。也称手术全期（术前、术中及术后），指从病人进入外科病房到病人术后痊愈回家这段时期，根据时间的不同分为手术前期、手术中期和手术后期。在手术后期引入康复技术将极大加快患者的康复[①]。外科护士在围手术期的重要职责是在术前全面评估病人的身心状况，采取措施使病人具备耐受手术的良好身心条件；术中确保病人安全和手术的顺利实施；术后帮助病人尽快地恢复生理功能，防止各种并发症和残障的出现，让病人早日实现全面康复的目标。围术期的住院特点是时间短，一般不超过一个星期，活动能力弱且受限制。

围术期康复的行为特征是治疗与康复并行。公立医院在围术期开展院内医疗护理和康复的活动中，需要做好患者出院后开展院外术后自我康复行动的转换衔接工作。围术期康复是术后自我康复行动的起点，公立医院在负责患者的医疗、护理和康复中，有机会有条件在围术期对患者进行启蒙教育，帮助患者树立自主康复观念，认识和体验术后自我康复行动，引导患者在出院后开展术后自我康复行动。公立医院可以在相应的工作环节和场所对患者加以引导：在护理工作中，帮助患者开展术后康复活动；在健康教育中，帮助患者树立自主康复观念，体验自我康复行动；

---

① 朱颖，安利杰，侯婧悦．快速康复外科研究进展[J]．世界华人消化杂志．2017，25（34）：3038-3045.

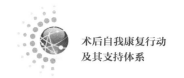
在门诊中，对于复诊的术后患者进行自我康复的再教育和再引导。

围术期康复的行为特征决定了公立医院开展院内康复只能达到有限的目的，该目的是引导患者能在出院后开展术后自我康复行动。术后患者即使不是在围术期住院，但住院时间与围术期相似时，同样受制于住院环境而不能充分开展各种康复活动，因而公立医院和患者都不具备完整的康复时间和条件，行为特征与围术期康复相同。

三、公立医院帮助患者在院外开展术后自我康复行动的行为特征

公立医院帮助患者在院外开展术后自我康复行动，受到公立医院本职工作的影响和患者术后自我康复行动特征的影响，其帮助服务具有特殊性。

（一）公立医院是患者术后自我康复行动的辅助者

公立医院是医疗活动的主导者，患者是术后自我康复行动的主导者，在从医疗转入康复的过程中，需要发生角色的调整，公立医院应率先主动调整角色。公立医院要从医疗活动的主导者角色主动调整为在术后自我康复行动中的辅助角色，以被动方式支持患者的术后自我康复行动。患者主导康复行动，医院自然转为辅助角色，处于被请求而动的行动方式中。由于患者在医疗中的依从角色，使得在医疗之后的康复中，患者仍然容易保持在医疗中的依从角色，而医院也比较容易保持医疗的主导角色，如此，则会导致在康复中的医患角色错位问题普遍发生。在解决康复中

的医患角色问题中，医院需要主动改变角色，并引导患者也改变角色，医院激励和引导患者成为主导角色。

（二）公立医院以不影响医疗工作为前提，帮助患者开展术后自我康复行动

公立医院的本职工作是医疗，公立医院开展支持帮助术后患者自我康复的工作室对医疗工作的补充和完善。因此，公立医院是在不影响医疗工作的前提下开展帮助患者康复的工作。

（三）公立医院需要联合社区卫生服务形成全程帮助

公立医院与社区卫生服务共同合力帮助院外患者开展术后自我康复行动，以社区卫生服务为主。对术后自我康复行动进行帮助，公立医院发挥对术后自我康复行动的启蒙作用，社区卫生服务发挥在长期康复行动中的管理作用。公立医院开启术后自我康复行动，社区卫生服务管理维持术后自我康复行动的进行，公立医院与社区卫生服务需要在患者的术后自我康复行动上形成对患者的双向转诊和信息共享。

公立医院以本职工作在院内开展对患者的启蒙教育，开启患者的术后自我康复行动。当患者出院后，社区卫生服务以本职工作开展对患者的术后自我康复行动进行健康管理，而公立医院在延伸其对术后患者自我康复行动的指导中，需要借助社区卫生服务的健康管理从而影响到患者。全民健康责任既是公立医院与社区卫生服务联合的纽带，又是由政府赋予的责任。因此，在政府领导下形成的两者联合，具有内在的一致性。

公立医院帮助患者开展
术后自我康复行动的做法

公立医院可以在院内和院外帮助患者康复。在院内，有两个场所可以帮助患者开展术后自我康复行动，一个场所是门诊，另一个场所是住院部，重点在于帮助树立患者的自我康复观念。在院外，需要协助社区卫生服务或者商业服务机构，由他们继续为患者开展术后自我康复行动提供帮助。

一、在门诊时间帮助患者开展术后自我康复行动

术后患者出院后再回到医院就诊一般分为两种情况：一种是手术后，遵医嘱定期复查或者特定诊疗；另一种是患者出现病痛或者异常，患者到医院门诊看病。

患者术后回到医院门诊看病，公立医院医生可以利用门诊时机向术后患者传播自我康复观念、指引其走上正气康复道路，引导术后患者开展自我康复行动。医生利用患者微信群传播正气康复知识和技能，监督指导患者坚持术后自我康复行动。

二、在住院期间帮助患者开展自我康复行动

公立医院有对住院患者进行健康教育的责任，在健康教育中启蒙患者树立自我康复观念，引导患者开展术后自我康复行动。在健康教育中有两个方面的工作可以帮助患者开展术后自我康复行动：一是在健康教育中传播术后康复道路的知识；二是在病房中组织患者习练健身气功，让患者体会正气康复。

（一）在住院期间的健康教育中加入正气康复教育

住院护理中加入正气康复教育内容需要将正气康复的知识与正气康复的技能结合起来。在住院的短暂时间里，患者及其家属只能学习浅显的正气康复入门知识和技能，因此健康教育的目的是借助传播正气康复入门知识和技能引导患者开启术后自我康复行动。

从传播正气康复知识入手引导患者采用正气康复道路，在健康教育中讲授正气康复知识，展现正气康复的简单易行和经济实用的特点，为患者选择正气康复道路做好铺垫。在正气康复道路上追求健康，最重要的是提振与疏通正气，而正气的生发与运行，从根本上讲需要依靠患者自身。以这个道理启蒙患者，树立康复靠自己的观念。观念的树立是知行合一的过程，即传播观念要与技能习练相结合。康复靠自己需要相信靠自己能行，而如果患者在掌握技能过程中健康水平有一定的提高，患者就会相信正气康复，相信依靠自己能在康复中获得健康，使观念得以树立。树立了康复靠自己的观念，就会更加全面深入地习练正气康复技能，自觉走上正气康复道路。将正气康复知识与正气康复技能结合起

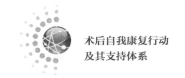

来，是住院期间用健康教育达到引导和开启患者开展术后自我康复行动的有效方法。

正气康复知识的传播形式是，以网络在线教育为主，利用网络向患者手机端发送正气康复知识，配套以正气康复知识宣传册。

（二）病房开展正气康复锻炼

在病房发动患者进行康复锻炼，是公立医院一直在做的护理工作之一。中医在康复中具有优势，已经有很多公立医院将中医康复纳入到护理工作中，将健身气功引入到患者康复锻炼中，对护理工作有很好的帮助。

健身气功对康复的正气内存作用。国家体育总局和国家中医药管理局大力推广健身气功，使其用于健身养生，尤其用于康复。健身气功是中华文化的瑰宝，凝结生命的真谛，通过学习修炼，能有效调动人体的正气流行。八段锦是优秀的健身气功之一。八段锦被我国护理工作者广泛应用于护理领域，其效果显著[1]。健身气功的基本功效是提振正气，利用特定的功法，调动生命潜藏的能量提振正气，输布正气，促成身体的"正气存内"。有研究表明，相对于常规锻炼，太极拳和八段锦对于乳腺癌患者的术后康复有显著的优势[2]。

患者在住院期间的健身气功锻炼方法。很多术后患者在住院期

---

① 吴佼佼，马红梅，廖春霞，等．八段锦气功在护理领域中的应用现状[J]．中华全科医学，2017，15（9）：1563-1566．

② 吕峰，于洋，梁栋，等．八段锦及太极拳锻炼对乳腺癌术后生活质量的影响[J]．武汉体育学院学报，2015，49（7）：80-83．

间都非常虚弱，活动受限，因此锻炼的动作幅度不可太大，锻炼时间不宜过长。需要选择动作简单和对场地要求不高的健身气功，八段锦就是非常合适的健身气功之一。患者在住院期间学习和锻炼八段锦有三种方法，第一种是护士作为教练带领患者习练，配以视频教学；第二种是利用微信将八段锦视频发送到患者手机上，让患者跟着手机视频习练；第三种是发放八段锦宣传资料，让患者学习八段锦内涵、对术后康复的作用以及习练时的注意事项。

三、在院外帮助患者开展术后自我康复行动

公立医院独立帮助术后患者开展院外自我康复行动，通常以远程通信方式与患者进行交流，了解患者康复进展，指导患者合理用药、适时就医，将此作为健康管理活动的一部分。但是，优于是远程交流，沟通和理解上会有欠缺，难以进行康复技能的传授，指导效果不够理想。

公立医院对院外自我康复的帮助需要其他机构合作，社区卫生服务就是最恰当的合作者，两者互相补充。

有社区卫生服务为患者提供康复的健康管理，才能保障公立医院帮助术后自我康复行动的有效性；有公立医院为患者开展术后自我康复行动进行启蒙教育，才能有社区卫生健康管理的患者源。公立医院和社区卫生服务都是保护全民健康的公共事业单位，都属于公共卫生系统，有条件为共同目标进行合作。在联合为患者术后自我康复行动提供帮助中，社区卫生服务是主力军，公立医院是先锋。

第三节

公立医院在帮助患者康复中
促进医患关系和谐

康复是医疗后的延续，康复效果直接影响患者对医疗的评价。因此，康复也影响医患关系。良好的康复效果能显著促进医患关系和谐，减少医患矛盾。从公立医院角度讲，帮助患者开启并做好术后自我康复行动，既是在履行全民健康责任，又是在提高医疗质量和改善医患关系。

一、医疗与康复共同实现患者的健康目标

医疗和康复在根本目的上具有一致性，根本目标是帮助患者实现健康。医疗是患者实现健康的一个阶段性工作，在医疗阶段的目标是治愈疾病。对于患者来讲，根本目标是实现健康。要将公立医院与患者联系起来，就需要两者在根本目标上统一。公立医院在医疗阶段的目标是治愈疾病，但要延伸目标到健康。从医疗向健康进发，这个过程是康复，尽管康复行动由患者主导，但只要公立医院对患者开展术后自我康复行动给予支持和帮助，就能借此将治病目标延伸到健康目标。这样，医患在目标上形成一

致，具备了医患关系和谐的重要基础。

患者在院内的康复是公立医院本职工作的内容，医患在院内医疗和康复的共同性表现为公立医院统一负责患者的康复过程。

患者在院外进行自我康复行动，公立医院对患者的帮助是超出本职工作范围的，医患在院外的共同性表现为患者主导康复行动，公立医院提供力所能及的帮助并尊重患者的主导作用。

院内院外在康复上的衔接点是在院内启蒙和激发患者开展术后自我康复行动。公立医院支持帮助患者在院外开展术后自我康复行动，还与社区卫生服务形成联动关系，将医疗康复的指导与康复的健康管理融合起来。

二、帮助患者开展术后自我康复行动能改善医患关系

公立医院在康复上支持和帮助患者，能有效促进医患关系和谐。

（一）更好的健康成效促进更好的医患关系

公立医院启蒙患者术后树立自我康复观念，引导患者启动术后自我康复行动，患者开展术后自我康复行动并得到社会各方的支持帮助，则能获得更好的健康成效，尽量避免和减少术后并发症和后遗症。患者获得更好的健康成效，是源于公立医院的治疗和对后期康复的支持帮助。因而，公立医院支持和帮助患者康复能有力促进医患关系的和谐。

（二）院内康复活动树立患者自我康复观念

公立医院帮助患者康复，最根本是帮助患者树立自我康复观念。自我康复观念的树立是知行合一的结果，知是知道康复靠自

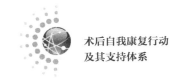
己，行是具备康复知识和能力并开展康复行动。当患者树立了自我康复观念，患者就自觉地承担了自身的健康责任，这样在治疗后，患者机会指导自己的健康程度不单是医疗的原因，还有患者自己的原因。

公立医院在健康教育中树立患者的康复行动观念，既为康复增加了患者自己的力量，也为患者注入健康有自己的责任的认识。这样，既非常有利于医疗的最终健康结果，也非常有利于患者理性对待和处理医疗后的健康结果不理想的问题。

（三）支持院外患者康复行动，体现公立医院医者仁心

公立医院支持患者在院外开展术后自我康复行动，能更多体现出医者仁心的品德。自我康复行动超出公立医院医疗行为的场所，为公立医院的分外服务，是医者仁心的体现。帮助患者在院外的康复行动，很多是在公立医院正常工作时间之外提供服务的，是医者仁心的体现。患者在公立医院帮助下获得更快更好的身体恢复，能更多增进患者对公立医院的感恩之情。

（四）公立医院支持"健康中国"，全民支持公立医院

公立医院支持和帮助患者开展术后自我康复行动，是在为"健康中国"建设贡献力量。公立医院对全民健康的贡献会转化为全民对公立医院的支持。由于公立医院对全民健康做出了贡献，当公立医院需要发展时，全民会给予更大支持；当前，公立医院需要提升社会地位，全民会因公立医院对全民健康贡献给予公立医院更高的地位和尊重。

三、错误认知影响医患关系

有学者在研究医疗卫生活动时，将医疗卫生活动作为经济活动来认识，将医患关系作为供需关系，医者方作为供方，患者作为需方，双方以价格为杠杆，调节医疗服务在供需之间的平衡[①]。这种认识方式偏离医患合作战胜病魔这个本质，是在制造思想混乱，诱发医患冲突。

如果用供需关系认识医患关系，不仅不符合医疗活动的行动方式——医患合作，更重要的是不符合医疗活动内在具有的以健康为根本目的的要求，而治病仅是阶段性目的。从供需关系角度认识医患关系，是指医院提供医疗服务给患者，患者接受服务并支付费用，从而构成了供需关系。如果是这样的关系，患者获得健康是医院提供服务的目的吗？当然不是，那是患者的目的，医院在供需关系中的目的是自身获利。患者通过购买医疗服务就能达到获得健康的目的吗？当然不能。获得健康还需要患者的配合以及相应的自愈能力。医患双方，该由谁对实现健康目的承担责任呢？从供需关系逻辑着手，患者的目的是实现健康，当然由患者对实现健康承担责任。医院所做的是，将医疗服务表述清楚，至于医疗服务是否能治愈疾病的判断和选择，则交由患者负责。这显然不是医院治疗疾病的逻辑，更不是患者追求健康的逻辑。

供需逻辑是交易钱与物的逻辑，不是医患之间的逻辑。用供需关系表述医患关系，严重偏离医疗活动目的和真实行动方式。用

---

① 舍曼·富兰德，艾伦·C.古德曼，迈伦·斯坦诺. 卫生经济学[M]. 王健，孟庆跃，译. 北京：中国人民大学出版社，2004:3-18.

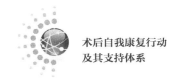
供需关系表述医患关系是在扰乱人们的认识，是在制造医患矛盾。

　　供需关系概念来源于市场经济，用于描述商品交易活动。但是，对于医疗活动，采用供需逻辑就是在扭曲医患关系，扰乱思想认识，制造医患矛盾。供需关系是双方各自对自己的目的负责，而不对对方的目的负责。供需关系是以价格调节商品的供需，将医疗服务作为商品进行调节，这种错误逻辑必定诱发医疗活动的错误行动，产生不良结果，错误认识又扭曲医患在错误事件中的责任，造成各种各样的医疗纠纷和医患矛盾。

落实"健康中国"战略需要公立医院支持术后自我康复行动

公立医院是术后患者自我康复行动的发源地，公立医院支持术后自我康复行动，不仅要支持患者，还应该支持其他服务者对术后康复行动的帮助，这样才能连接各方共同帮助患者开展术后自我康复行动。"健康中国"需要公立医院发挥这样的作用。

公立医院支持社区卫生服务在健康管理中为患者术后自我康复行动提供帮助，双方形成在患者自我康复行动上的相互关系，有效落实医改的双向转诊和分级诊疗政策。公立医院支持市场组织康复活动，有利于康复产业的产生与发展。公立医院帮助患者开展术后自我康复行动的行为，是公立医院对术后自我康复行动的支持，与大卫生、大健康理念一致，与"健康中国"战略相呼应。

围绕着术后自我康复行动的进行，上级公立医院与下级社区卫生服务的连接，是患者追求健康的需要，是对患者主动康复行动的响应。患者在主动寻求康复时，首先寻求的是公立医院的帮助，也愿意接受社区卫生服务提供的健康管理服务，使上级公立医院与社区卫生服务在患者的自我康复行动中被连接起来。这种上下连接是

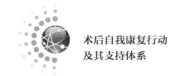
由患者主动连接的，请求双方共同帮助其自我康复行动，避免了在从下向上的转诊制度中发生患者不认同、不配合的问题。从双向转诊制度来讲，跟随患者的自我康复行动进行双向转诊，体现了以患者为中心、以健康为目标的大卫生理念。

以术后自我康复行动为主轴，由患者选择公立医院和社区卫生服务的帮助，两者所给予的帮助的内容不同，发挥的作用不同，两者互为补充和谐共处，从健康层面解决医疗改革中双向转诊和分级诊疗存在的问题。用术后自我康复行动联结上级公立医院与基层社区卫生服务的双向转诊，关键在于公立医院帮助树立患者的自我康复观念。患者树立起自我康复观念，就会主动学习和掌握康复道路、康复技能；具备了康复能力就会主动开展自我康复行动；在实行自我康复行动时就会自然遵循政府铺设的康复通道；公立医院和社区卫生服务之间建立的双向转诊制度就会被用于帮助患者的自我康复行动中。

健康靠自己，行动靠自觉。对于康复来讲，康复靠患者，康复行动由患者主导。在这样的认识和行动方式下，由术后自我康复行动将公立医院、社区卫生服务和体育健身等多方面有机融合在一起。从健康高度和患者自主行动视角上审视看病问题，只有将看病问题提高到健康视野中进行解决，纳入患者自主行动模式中加以解决，有些看病问题才能得到真正的解决。而这样的解决才能符合患者看病的根本目的，才能为患者所接受，才能结合公立医院在医疗上的优势与社区卫生服务作为公共卫生网底的优势共同为健康做出贡献。

公立医院帮助术后患者开展自我康复行动，是在帮助患者恢复健康，超越了治病阶段性目的，具有大健康意义。公立医院支持和联合社区卫生服务共同帮助术后患者的自我康复行动，是医疗与卫生的联合行动，超越了医疗范畴，具有大卫生意义。

第四章

社区卫生服务
管理术后自我康复行动

　　社区卫生服务是术后自我康复行动的管理者，患者手术出院后居家期间的康复可以由社区卫生服务承担。这种健康管理工作，既有公共卫生性质的内容，又有个体特需性质的内容，两种性质的工作均需要依靠责任方式进行。

社区卫生服务保护居民健康的三重责任

社区卫生服务在全民健康保障中的定位是保护本社区居民健康，是国家保护全民健康的网底[①]。国家采用行政区域分块的方式构成社区卫生服务体系，在体系中的每个社区卫生服务机构分担国家对全民健康在基层的公共性保护责任。社区卫生服务被赋予承担全民健康责任在基层的使命，因而社区卫生服务向居民提供医疗卫生服务的基本方式是执行责任。同时，社区卫生服务还要面对本社区内的社区卫生问题和家庭个人卫生问题，这两个层面的健康事务也需要采用责任方式承担。全民健康保护责任由公共、区域、个体三方面组成，形成三维立体的健康保护伞。这就构成了社区卫生服务保护社区居民健康的三重责任委托[②]。

保护每个居民的健康来实现保护全民的健康目标，是理解社

---

① 王克春. 全民健康保障理念下的社区卫生服务新定位[J]. 中国卫生经济，2006，25（6）: 7-9.

② 王克春，蒋天武，孔祥来. 社区卫生服务保护居民健康的三重委托责任[J]. 医学与哲学，2017，38（10A）: 51-53.

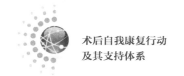

区卫生服务三重责任委托的关键。社区卫生服务作为健康保障体系中的一个单元，是如何发挥保护全民健康作用的呢。从居民个体讲，居民将保护健康的责任委托给社区卫生服务，是以三重身份将三种责任委托给社区卫生服务。社区居民的全民身份是指，作为全体国民中的成员，对全民的健康保护即包含有对社区居民的健康保护，政府按照社区区块方式组建全民健康保护网，将社区范围内的居民健康保护责任委托给社区卫生服务。社区居民的群体身份是指，作为社区居民群体，由本群体公议提出保护本群体的特定健康问题，将此特定健康保护责任委托给社区卫生服务。社区居民的个体身份是指，个体在个人和家庭两种含义下，个体提出个体特定的健康保护需要，将该健康保护责任委托给社区卫生服务[①]。这就是社区卫生服务的健康保护责任来源，为三重委托。

三重委托理论从责任角度划分政府与群体和个体在全民健康保护中的各自责任与义务，有效区分出政府市场的各自作用，给出群体和个人在自我健康保护上的空间和方式，为社会力量参与治未病保护居民健康提供了可能渠道。在三重健康责任委托给社区卫生服务的方式下，社区卫生服务作为居民健康保护的责任受托者，以平台方式聚集社会力量，在平台上组织各方，形成统一的健康行动，履行全民、群体和个体三方委托的健康责任。

---

① 王克春，蒋天武，孔祥来. 社区卫生服务保护居民健康的三重责任委托 [J]. 医学与哲学，2017, 38(10A): 51-53.

社区卫生服务承担
健康责任落脚在治未病上

一、社区卫生服务在治未病方面的作用

社区卫生服务和公立医院在医疗卫生服务上保护全民健康，而社区卫生服务更明确是在社区范围内保护社区居民健康，在治未病方面发挥保护健康的作用。公立医院则是在疾病治疗方面发挥保护全民健康的作用。

健康概念在中西医两种学术体系有两种不同的表述。西医学术体系对健康概念的经典表述是世界卫生组织（World Health Organization，WHO）的三位一体健康观。中医学术体系给出的健康概念，最通俗的说法是阴阳平衡理论。在中医健康观中才有"治未病"与"治已病"的概念。这两个概念的应用，既符合中医含义的健康，也符合西医含义的健康。有了这种一致性，以治未病为理论，开展的健康保护活动，就能为现行体制所容纳。

WHO对健康的定义是：健康乃是一种在身体上、心理上和社

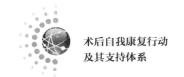

会上的完满状态，而不仅仅是没有疾病和虚弱的状态[①]。

中医将人体健康表述为阴阳平衡，称为"平人"。《黄帝内经·素问·调经论》："阴阳匀平，以充其形，九候若一，命曰平人。"中医健康还可表述为"正气存内，邪不可干"，"正气存内"表现为正气充足，正气畅通，正气平衡[②]。

西医健康观与中医健康观在本质上是一致的，但视角不同。西医是从生命表现状态上认识健康，中医是从生命生长方式上认识健康。生命表现状态就是身体状态、心理状态和社会关系状态，其健康的表现就是三位一体的完满。生命生长方式是，人是精气神三者的统一体，精为基础，气为动力，神为主宰，气的生成与运化遵循阴阳五行道理[③]。

中医从生命生长方式认识健康，就可以认识到健康与疾病之间的转化过程。中医把疾病看成是对平衡的偏离，即失衡。由于失衡是一个过程，可以在失衡过程中及时发现失衡情况，在没有发展到疾病状态前就及时发现失衡，及时纠正失衡，这种预防性治疗，称为治未病。对未病施行治未病是未病防病，对将病施行治未病是既病防变，对病愈后防止复发和并发实施的治未病，是愈后防复。

治未病的根本道理是"正气存内，邪不可干"。在身体正气处于虚弱状态，即正气不足时，采用充实正气的方式使体内各处正

① 杜治政，许志伟．医学伦理学辞典 [M]．郑州：郑州大学出版社，2003：437.

② 蔡华珠，洪菲萍，纪立金，等．"正气存内，邪不可干"的内涵及运用探析 [J]．中华中医药杂志．2015，30（04）：987-989.

③ 孙广仁，郑洪新．中医基础理论 [M]．9 版．北京：中国中医药出版社．2012，10-11.

气充足，在身体有邪气侵入时，驱邪排毒以归正。以正为归看待虚与邪，做充实正气的事情，就是既在促进健康又在进行未病防病和将病早治。

治未病理念包含治疗、预防、保健和促进健康的全部含义，治未病是多种手段的综合，有医疗、预防、保健、健身、情志调摄等等。同时，治未病理念尤其注重个人的主动意识和主动行为，以自身的生命生长运动充实体内正气。在治未病理念下，多种行动都统一在恢复阴阳平衡、充实正气存内的一致行动上。实践证明，中医在养生保健和康复上具有独特优势，因此，社区卫生服务在卫生方面保护健康，需要以治未病为理念。

依据"正气存内，邪不可干"观点，社区卫生服务以治未病理念开展对社区居民的健康保护，可以涵盖两项任务，即基本医疗和公共卫生，并可使两项任务融为一体。

二、社区卫生服务开展治未病的行动方式

（一）治已病与治未病活动机制不同

医疗活动是治已病，卫生活动是治未病。从治已病和治未病的角度认识医疗活动和卫生活动的开展方式，两者有着根本的区别，治已病是以病人需求作为医疗活动的推动力，治未病是以承担健康保障责任作为卫生活动的推动力[①]。

患者能感受到病痛而主动发动医疗活动。从责任角度讲，是

---

① 王克春，高炎，向永辉．健康服务特性与医疗卫生的两种可推动机制[J]．中华医院管理杂志．2007，23（11）：721-724．

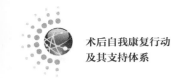
患者承担自身健康责任并负责发动医疗活动。

未病是病之将发但隐而未显，不为患者所感知，患者无从发动治疗未病的活动（这里，我们把将病人也称为患者）。这就需要由医生主动发动对未病的发现活动，主动开展对未病的医治活动。因此，卫生活动需要由医生主动发动。由医生发动对患者的卫生活动，需要由患者将健康保护责任委托给医生。

医疗活动和卫生活动在发动机制上不同。医疗活动由患者自己承担健康保护责任，由患者发动医疗活动。卫生活动由患者委托医者承担健康保护责任，由医者发动卫生活动。卫生活动需要采用由健康责任主体将健康责任委托给医者的方式作为运行方式。

在现代，治未病的范围有所扩大，将慢性病的防治和管理纳入到治未病范围，将传染病的防治也纳入治未病范围。因此，治未病从个人健康扩大到群体健康。将个人健康与群体健康融合为一体进行治未病的保护，正是社区卫生服务的工作职责。在治未病意义上进行个人健康和群体健康的保护，需要采取责任委托方式，因而，社区卫生服务的行动方式应该是责任委托。

（二）治未病需要采用健康管理方式

社区卫生服务对辖区居民的健康承担责任，需要以提高社区居民健康水平为目标开展保护健康的活动。保护健康不仅要依靠医学技术（医疗技术和卫生技术），还需要其他手段，如体育锻炼、健身气功以及饮食调理等。因此，不仅需要依靠社区卫生服务的公共力量，还需要依靠社会力量，如健康管理公司、健身机构等。在承担健康保护责任下，社区卫生服务在保护社区居民健康时，将不仅由医生开展医疗卫生活动，动员居民参与卫生活动和促进健康活动，还要组织各种健康保护力量全面保护居民健康。因此，社区卫生服务在治未病时保护居民健康需要采取社区健康管理方式。

社区健康管理是，在社区卫生服务主导下，以社区居民为服务对象，以社区居民健康为目的，利用基本医疗和各种中医适宜技术手段，组织社会力量为健康服务，综合开展有预防保健和健康促进意义的健康保护活动，社区卫生服务管理各项活动统一以阴阳平衡为标准。

三、社区卫生服务在三重责任委托下开展健康管理

健康责任主体有个体、群体和全民之分。在个体受到健康威胁时，个体从健康责任意识出发，委托他人开展治未病以保护个体健康。在群体受到健康威胁时，由群体健康责任意识出发，委托他人开展治未病以保护本群体健康。在全民受到健康威胁时，由全民健康责任意识出发，委托他人开展治未病以保护社会公众健康。

以个体、群体和全民为方式划分健康保护责任，责任与义务能够清晰对应。在责任与义务对等原则下，将健康责任委托给社区卫生服务，社区卫生服务当承担责任开展健康保护活动时，健康主体就要承担相应的委托义务。委托义务包括，健康主体参与健康活动的义务，群体的健康主体有组织群体参加活动的义务，健康主体有承担活动费用的义务。社区居民有三个健康主体身份，全民健康身份、社区健康身份与个体健康身份，根据健康保护事

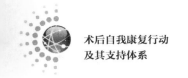
项，分别由三个健康主体承担各自相应的委托义务。

社区卫生服务在治未病方面保护居民健康，需要按照委托方式开展。委托责任由三重主体赋予，委托内容在委托协议中规定。委托健康保护的内容为个人主体把不能够自我保护的部分由个人和群体的方式委托给社区卫生服务代理承担。社区卫生服务在三重委托下开展治未病思想下的健康管理。

社区卫生服务在政府领导下承担三个层级的健康保护责任，全民层级由政府委托责任，社区层级由社区委托责任，家庭个人层级由家庭个人委托责任。三重责任委托给社区卫生服务，社区卫生服务承担对居民健康的完整责任。三个主体的委托义务不同，健康管理方式也不同。

1. 在全民委托下的健康管理方式

在全民层面，能普遍保护国民免遭疾病威胁和普遍促进国民健康的健康保护活动，是采取公平和人人享有的均等方式，属于公共卫生范畴。由政府以公共卫生项目的方式向全民提供，保证全民普遍享有基本的医疗卫生服务。政府委托社区卫生服务承担保护全民健康的责任，政府承担投入义务和组织全民参加健康活动的义务。

2. 在社区居民群体委托下的健康管理方式

社区居民群体对本社区存在的特定健康问题的健康保护责任委托给社区卫生服务，社区承担的相应委托义务包括提供场地和辅助服务以及组织社区居民参加健康活动和承担活动费用等。

3. 在个体委托下的健康管理方式

个人和家庭将个体特定的健康问题的健康保护责任委托给社区卫生服务，个体需要承担相应的委托义务，如个体参加健康活动的义务，个体承担健康活动费用的义务。

　　由于采取的是委托机制，健康管理的内容和投入以及管理方式由委托协议规定。全民委托的健康管理具有统一性，社区群体委托和家庭个人的个体委托的健康管理则具有个体性。

社区卫生服务管理
术后自我康复行动发展方式

患者对术后康复承担第一责任，但有些患者康复能力不足，缺少有效的康复方法和坚定的意志力，无法开展好术后自我康复行动。为保证术后自我康复行动能持续有效进行，患者把自我康复行动的管理责任委托给社区卫生服务。社区卫生服务在管理患者的术后康复方面有双重委托，第一重是全民健康责任落实在个体上的责任委托，第二重是患者将健康责任委托给社区卫生服务管理康复行动。双重责任有主次之分，有委托形式之分。

一、全民责任委托和个体责任委托的结合

（一）社区卫生服务的全民责任委托和个体责任委托

全民健康保护责任里有慢性病健康管理这个项目，该项目体现了公共卫生在面向社会保护个人健康中发挥公共卫生的低成本高效益的保护健康作用，对术后康复进行健康管理具有同样的作用，因此，社区卫生服务可以把对术后康复健康管理纳入到公共卫生范畴来承担。社区卫生服务以全民健康责任的方式实施术后

自我康复行动的管理，是在社会公益层面上，用低成本高效益的方式对全人群实施人人享有的健康管理。具有公共卫生性质的健康管理，重点在于普遍服务于全人群的公共且基本的管理服务。将术后康复健康管理与现有公共卫生项目对接，使其可以纳入到慢病管理范畴，同时还可以纳入到家庭医生签约制度范畴。

社区卫生服务接受患者个人健康责任委托管理术后自我康复行动，属于个人委托责任。术后自我康复行动是一个长期且综合的过程，需要跟多方联系，更与医院有密切关联，因此，社区卫生服务承接管理责任不仅是由社区卫生服务提供各项管理服务，而是要帮助患者组织各方的健康服务，使各方共同服务好患者的术后自我康复行动。在个人责任委托部分，社区卫生服务需要承担三项任务，第一项任务是提供公共卫生和基本医疗服务帮助病人自我康复行动；第二项任务是协助患者联系其他康复服务者，指导和协调其他康复服务者将服务统一于患者的康复道路上；第三项任务是结合全民健康保护责任，联合各方，构筑术后自我康复行动全程的管理系统。

（二）双重责任委托在术后自我康复行动中的运行方式

社区卫生服务为患者的自我康复行动提供辅助性服务，本身就包含有公共卫生的慢病系统健康管理服务、家庭医生签约制度的健康管理服务，以及基本公共卫生项目和基本医疗的服务。在政府建立社区卫生服务之时，社区卫生服务就已经承担了全民健康的保护责任。当患者将个人健康责任委托给社区卫生服务时，个人责任委托是建立在全民健康保护责任基础之上的。全民健康

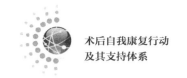
责任执行的体制机制已经建立，个人责任嫁接在全民责任之上，能有效降低服务成本。

患者的自我康复行动管理责任委托范围，是在全民健康责任委托已存在的基础上，增加个人的责任委托。当社区卫生服务承担双重委托责任时，双重委托责任的关系是全民健康保护责任是基础和主导，个人健康保护责任是附加和从属。社区卫生服务必须承担全民健康责任，在此前提下附加承担个人健康责任，承担个人健康责任必须有利于全民健康责任的承担，不能对全民健康责任的承担产生负面影响。

患者委托社区卫生服务管理自我康复行动，分为两种，一种是委托社区卫生服务中心组织；另一种是委托家庭医生团队。社区卫生服务中心是站在全民健康责任向个体健康责任延伸的意义上接受健康管理委托的，家庭医生团队是站在承担个人健康管理责任的执行者角度接受个人委托的。因此，需要用两种签约方式确定两种责任承担。社区卫生服务跟术后患者签订的是面向全民健康意义的健康管理责任协议，家庭责任医生团队跟术后病人签订的是服务于个人健康的健康管理责任。

社区卫生服务作为公立机构，具有非营利的公共属性，不能完全按照患者需求提供服务，即不能提供超出公共服务范围的属于特殊需求性质的服务。业界把特殊需求性质的服务称为特需服务。特需服务应按市场方式提供。在寻求其他方面帮助术后自我康复行动上，患者是第一责任人，因而，跟他人联系以及建立帮助的合作关系由患者决定，社区卫生服务作为第二责任人，可以应患者请求而帮助联系其他帮助者和管理其他帮助者。社区卫生服务作为第二位责任人，在管理术后自我康复行动中，需要对其他服务者提供的服务进行统一行动和协调关系的管理。

患者承担第一责任与社区卫生服务承担第二责任明确了双方在术后自我康复行动中的关系。患者在术后自我康复行动中起主导作用，是指在自我康复行动中，患者具有主动权和决定权。社区卫生服务在术后自我康复行动中起从属作用，是指卫生服务接受患者委托责任进行管理，协助患者做好术后自我康复行动。因为，只有患者有坚持自我康复行动的主观愿望，社区卫生服务才能管理患者。如果患者不愿意听从管理，那么社区卫生服务则不能履行第二责任。

二、财政经费与个人付费相结合

当前的社区卫生服务的管理政策和财政政策是以全民健康责任委托为前提设立的，没有考虑在接受个人健康责任委托下的管理政策与财政政策。当社区卫生服务深化健康保障到个人时，需要把个人责任委托的概念加入到管理政策与财政政策中，否则无法在政府管理社区卫生服务的体制中融入个人健康责任。

（一）社区卫生服务管理术后自我康复行动的收入方式

1. 全民委托下的公共政策与公共卫生经费

社区卫生服务在承担政府委托的全民健康责任时，获得政府的财政支持，遵守公共卫生任务的财政预算收支机制，并且遵守收支两条线的财政管理制度。

基本医疗收入主要来自社会医疗保险（简称医保）报销，并

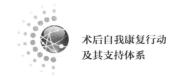
将其纳入到财政收支管理中。

在既有财政支持又有医保收入的情况下，社区卫生服务的收支管理采用收支两条线的管理制度。收支两条线是，在"核定任务、核定收入、绩效考核补助"的政府对基层医疗机构补助方式下，政府举办的社区卫生中心（站）和乡镇卫生院等基层医疗卫生机构的基本医疗服务等收入全额上缴，开展基本医疗和公共卫生服务所需经常性住处由财政核定并安排①。

2. 个人责任委托需要独立的财务制度

个人把健康责任委托给社区卫生服务，就有负担费用的义务，以确保社区卫生服务履行个人委托责任。社区卫生服务提供的服务要与个人负担的经费相挂钩，因此，个人责任委托的术后自我康复行动管理就不能纳入收支两条线管理制度中。个人委托的健康管理任务，需要采用相对独立的适用于个人委托健康管理任务的财务制度。

3. 专项经费管理机制

在双重委托下，社区卫生服务对术后患者既要提供人人都享有的基本公共卫生服务，又要提供满足个人需求的市场化服务和管理。因此，双重委托下的社区卫生服务有两种经费管理机制，一种是政府委托全民健康责任的收支两条线经费管理机制，一种是个人委托个人健康责任的专项费用管理机制。

收支两条线经费管理机制已经在运行，本章专门讨论个人委

---

① 杨颖华，等. 对社区卫生服务机构收支两条线管理内涵和相关观点的探讨[J]. 中国卫生资源，2010, 13(2):86-89.

托的经费管理机制。患者个人委托社区卫生服务管理自我康复行动，服务内容有三方面：①社区卫生服务提供基本医疗的内容；②社区卫生服务保障公共卫生安全；③社区卫生服务提供满足个人特殊需要的服务和管理。费用的管理按这三类区分，第一类是基本医疗收入，进入收支两条线管理；第二类是用于公共卫生财政支持进入公共财政经费管理；第三类是属于由个人支付的服务费和管理费，纳入专项经费管理。在公共性质的经费与个人性质的经费区别对待下，公共经费保障全民健康责任的执行，个人经费保障个人健康责任的执行，由此形成双重责任委托的良性循环。

（二）责任冲突的解决方法

社区卫生服务体系在同时承担全民健康责任和个人健康责任时，需要解决全民责任的分块分配责任与个人责任的自由选择有冲突的问题。

全民健康责任的赋予是由政府按照行政区块原则分块将责任赋予到每个社区卫生服务机构，而个人健康责任的赋予是个人行为，具有自由选择特性，因此不受区块限制。患者可能选择不属于被辖区域的社区卫生服务，这就造成当公共卫生项目的经费按人头下拨时产生冲突。在城市区域开展术后自我康复的社区管理，可以在市级统筹社区卫生服务与居民对接社区健康管理。

第五章

社会力量参与
术后自我康复行动

　　建设"健康中国"的战略主题是"共建共享，全民健康"。《"健康中国2030"规划纲要》中明确提出，"要促进全社会广泛参与，强化跨部门协作，深化军民融合发展，调动社会力量的积极性和创造性，加强环境治理，保障食品药品安全，预防和减少伤害，有效控制影响健康的生态和社会环境危险因素，形成多层次、多元化的社会共治格局"。公立医院和社区卫生服务是公立医疗卫生组织，在术后自我康复行动中发挥的辅助作用是基础性和骨干性的，但无法满足广大患者多层次的、多样性的需求，因此需要社会力量参与到对术后自我康复行动中来。这种行为不同于责任动力，是供给满足需求的市场动力。

以责任为动力辅助
术后自我康复行动的不足

在术后自我康复行动中，患者承担第一责任，公立医疗卫生机构的公立医院和社区卫生服务代表全民健康利益对患者的康复承担第二责任。公立医疗卫生机构以责任为动力主动为患者的术后自我康复行动提供帮助，与患者主动承担自我责任共同保证开展术后自我康复行动的条件、动力充足。但由于公立医疗卫生机构的责任动力具有公共性和面向政府特征，对于患者在康复行动中产生的具有个性化的特殊需求，由责任动力发动的服务在满足这些需求上存在不足。

一、责任方式与满足需求方式服务的特点

（一）作为第二责任帮助术后自我康复行动的特点

责任方式的执行，是行动者对赋予责任方负责。在术后自我康复行动中，赋予方为公共卫生或者"健康中国"战略的推动者，行动者是公立医院和社区卫生服务，公立医院在"健康中国"战略指导和要求下支持和帮助患者开展术后自我康复行动，社区卫

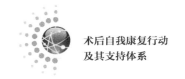

生服务依照公共卫生政策管理术后自我康复行动。公立医疗卫生机构有双重责任需要理顺关系：一是，在术后自我康复行动中，患者是第一责任，公立医疗卫生机构是第二责任人，第二责任人要服从于第一责任人。二是，在为术后自我康复行动提供帮助中，对于公立医院来讲，医疗是本职工作，帮助患者康复是延伸服务，两者的关系是延伸服务不能干扰本职工作；对于社区卫生服务来讲，公共卫生是其本职工作，满足个性化需求是延伸服务，延伸服务不能影响本职工作。因此，公立医疗卫生机构在以第二责任帮助患者术后自我康复行动中，其行为呈现出一定特点。

1. 帮助自我康复行动的服务的公共属性

公立医院和社区卫生服务承担全民健康责任帮助术后自我康复行动，其提供的服务具有公共属性，因而，其收费服从于公共事业管理。

2. 帮助自我康复行动的第二责任属性

患者是第一责任人，公立医院和社区卫生服务是第二责任人，公立医院和社区卫生服务在提供服务时，要依从于患者的主动行动。

3. 帮助自我康复行动的服务受机构本位责任约束

公立医院和社区卫生服务有本位责任，帮助术后自我康复行动对本位责任有助益，本位责任需要这种附加责任的补充。但是，如果附加责任超出一定程度和范围，影响到本位责任的承担，则附加责任的承担以有益于本位责任为目的，以不影响本位责任为限度。

（二）满足需求方式服务的特点

在帮助术后自我康复行动中，还存在一类帮助方式，即服务者提供服务的动力不是以责任为动机，而是以利益为动力，应患者之需提供服务，获得利益。患者承担对术后自我康复行动的完全责任，由患者对服务者提出需求，服务者应患者需求提供服务，服务者以服务换取收入，两者之间的关系是市场供需关系。社会力量可以在利益引导下参与对术后自我康复行动的帮助，在患者支付能力不足情况下，可以从社会公益角度保障患者享有服务，在服务具有公共产品性质时，可以由政府提供公共产品的方式展开。

1. 以服务换取利益为目的

服务者是以满足需求方式为患者提供服务，以获得利益为目的的，而患者的健康目的则需要患者自己保证。由于患者在辨识服务是否有利于自身康复方面缺乏应有的能力，需要承担全民健康责任的机构来监督和约束服务者。

2. 以患者需求为导向提供服务

由患者选择服务，所以服务者要以患者需求为导向设计和提供相应的服务。

3. 以提供公共产品方式弥补市场失灵

市场机制对公共产品性质的服务会发生失灵。市场在提供帮助术后自我康复行动的服务中有两种情形会发生失灵，一种是帮助服务是公共性服务，如普及性康复知识和普及性康复技能的教育；另一种是具有社会公平性质的服务，即服务对于患者有必要性但其支付能力不足而无法享有。对于市场失灵，需要政府以提

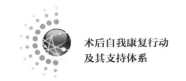
供公共产品的方式加以弥补，也应鼓励和支持社会爱心人士以慈善方式加以弥补。

二、公立医院在帮助术后自我康复行动上的不足

公立医院在帮助术后自我康复行动时，是在以本职工作为基础上向外延伸服务，延伸服务的动力来源于全民健康责任，属于附加责任。因此，延伸服务的原则是有助于本职工作和不影响本职工作。这就导致公立医院在帮助术后自我康复行动时存在不足。

医生以治病为目的，以医院为服务场所，在本职工作之余附带做些帮助术后自我康复行动之事，这限制了医务工作者帮助术后自我康复行动的范围和作用。

采用治病方式为患者提供康复服务，主要的不足表现：①受场所限制，只能局限在医院场所提供服务；②医务人员在康复专业上能力不足；③提供康复服务的环境、条件和设施不足；④因治病需要而限制康复活动。

三、社区卫生服务在帮助术后自我康复行动上的不足

社区卫生服务在帮助术后自我康复行动上是以双重责任提供服务的。两个责任之间的关系是，公共卫生的责任是主，个体健康责任是次，在为个体需要提供健康管理服务时不能影响公共卫生责任的承担，因而，社区卫生服务在承担个体健康责任对自我康复行动提供服务时，就会存在对术后患者的需要不能充分满足的可能性。

社区卫生服务提供服务帮助患者开展术后自我康复行动，由

于是全民健康责任向个人健康责任的延伸，且又是辅助性质的第二责任，这就使社区卫生服务提供帮助服务具有以下两个特点：一是社区卫生服务的辅助服务不能对公共卫生工作产生负面影响；二是对个人健康的服务需要纳入到全民健康服务体制中，在全民健康服务体制中提供个人健康服务。这就会在帮助患者康复上产生不足。

社区卫生服务在全民健康服务体制下提供个人健康服务，不能做到充分满足个人需求。社区卫生服务用公共财政保障公共卫生，对于个人健康事务的承担，需要将个人健康事务中的公共性事务抽取出来，纳入到公共卫生项目中实施。具体做法有，康复中属于慢病管理的内容以慢病管理的方式纳入到慢病管理中；康复中属于家庭医生签约制的内容，可以纳入到家庭医生签约制中管理。但是将社区卫生服务纳入到公共卫生体制中承担个人健康责任，实施对术后自我康复行动的管理，难以满足患者个性化的需求。

将个人健康事务委托给社区卫生服务承担，社区卫生服务不能采用市场机制的方式，而必须采用公共卫生体制的方式。社区卫生服务的第一责任是承担公共卫生，这是由政府的全民健康责任所决定的。由于要承担全民健康责任，政府建立起覆盖全民的社区卫生服务网络体系，社区卫生服务必须把公共卫生责任作为主要责任。个人健康责任不能影响公共卫生责任的发挥。而如果社区卫生服务以市场交易机制（即利益机制）的方式承担个人健康责任，逐利动机必然自下而上地侵蚀社区卫生服务的工作动力，使工作倾向于能获利的个人特需服务，公共卫生的根本性

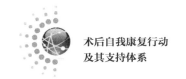

责任则会被动摇。在公共卫生为根本责任前提下承担个人健康责任，就不能采用市场机制满足个人的康复特殊需求。在公共卫生机制下提供个人健康服务，就必然会产生社区卫生服务提供的服务对特殊需求迎合的不足。而将承担个人健康责任所得的收入纳入收支两条线进行管理，会造成对医务人员工作积极性激励不足的问题。

四、责任方式与满足需求方式在帮助术后自我康复行动上的互补

承担责任与满足需求在帮助术后自我康复行动上是相互依赖的关系。没有承担责任方式帮助术后自我康复行动，就没有公立医院启蒙患者的自我康复意识与启动术后自我康复行动；没有社区卫生服务以健康为终极目标进行长期持续的管理，就没有患者坚持康复道路的术后自我康复行动。缺少了启动与维持基础性支撑，患者康复就可能陷入盲目的康复活动中。没有能保障患者开展术后自我康复行动的基础支撑，就没有充分、丰富和能达到健康目标的康复需求，也就没有以健康为目标的康复需求，康复市场和产业就不会兴旺。

公立医院和社区卫生服务不采用满足需求方式参与到帮助术后自我康复行动中，患者的特殊康复需求就得不到满足。由于患者的康复行动存在服务的不足，康复的健康成效就可能不充分。

由责任推动的对患者的服务存在不足，市场推动时其予以弥补；反之，由市场推动的对患者的服务存在不足，责任推动对其予以弥补。两者形成互补。围绕术后自我康复行动，两者相互弥

补对方的不足，责任方式促成术后自我康复行动在开启行动与对行动长期管理上的行动道路，满足需求方式支持每个患者的个性化行动得到支持，能产生更有针对性的健康成效。

满足需求方式帮助
术后自我康复行动

商业服务机构的根本目的是用服务换取利益，因此企业提供服务的方式是满足患者的需求。这就可以弥补公立医疗卫生机构以承担责任的方式提供帮助存在的不足。商业服务机构提供服务的行为需要受到约束，一是服务要遵循患者的康复道路，二是服务要与其他服务协调和关联，共同构筑统一的服务体系。

一、商业服务机构满足患者需求的作为

商业服务机构以满足需求方式提供服务，所面对的需求来源与公立医院和社区卫生服务一样，是患者在术后自我康复行动中需要的帮助。在公立医院和社区卫生服务提供公共基础的医疗卫生服务基础上，商业服务机构为其余的属于特殊性质的需求提供服务。而患者的特殊需求是隐含在患者要求的帮助中的。

（一）患者在自我康复行动中请求帮助的需求

患者因自我行动不足而产生对帮助服务的需求。患者在自我康复行动中的不足有四个基本类型。

1. 认识不足

中医文化崇尚治未病，治未病的方法是"正气存内，邪不可干"，治未病理念应用在康复上，其内涵是正气的恢复。因此，中医康复有正气康复道路可循。在康复上，有中医比西医具有优势的认识，但是正气康复道路并没有为大众普遍认识，致使广大患者在术后康复需要选择康复道路时，不知有正气康复道路可选。没有正气康复道路的认识，就不可能有患者的自我康复行动。对正气康复道路的认识不足，就需要正气康复教育加以解决。

2. 行动能力不足

患者开展术后自我康复行动，需要具备相应的行动能力。从正气康复道路讲，患者要从虚弱状态向健康强壮的状态前进时，需要提振正气，增强体质。但是，当患者行动能力不足时，就需要培训和教育提高行动能力。

3. 行动条件不足

患者进行康复锻炼需要条件，如场地、器械、教练、医疗救护等，但这些条件常常不足。在"健康中国"战略实施下，社会需要为患者提供充分的条件。

4. 患者意志力不足

对于很多患者来讲，康复是一个漫长的过程，而康复锻炼产生的效果通常是微小的，需要长期坚持才能带来比较显著的变化。有些患者会因意志力不足而中途放弃，或者因生活工作影响而中断康复锻炼，不能长期坚持康复行动。这就需要健康服务者激励和监督患者持续开展自我康复行动。

针对患者在术后自我康复行动中的不足，健康服务者对其提

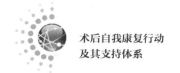
供帮助的行为方式具有相应的特点。

（1）秉持正气康复道路认识患者在行动中需要的帮助。对于患者康复行动能力不足产生的帮助的需求，健康服务者需要秉持正气康复道路认识和理解患者需求的内涵，并遵从正气康复道理提供符合健康需要的帮助。另外，患者需求具有个性特点，在集中统一提供服务中需要兼顾患者个体性需求，将共性服务与个性服务有机结合起来，更好地帮助患者。

（2）提高患者对正气康复的认识。面对患者在正气康复上认识不足的情况，需要采用教育的方式提高患者的认识，引导患者步入术后自我康复行动。健康服务者为患者提供的服务，是对术后自我康复行动的一个方面、一个环节的帮助，应该将一个局部的帮助纳入到康复行动的全程来认识。健康服务者在提供一个局部的服务时，要让患者从整体上理解这个局部服务对全程康复行动的帮助。如开展八段锦锻炼的活动，在锻炼活动中，把八段锦对正气的提升作用与改善患者术后正气虚弱的关系联系起来。

（3）健康服务者需要认识自己提供的帮助只是自我康复行动中的一环，还需要其他环的配合。一个健康服务者只能提供特定服务，对康复行动全程的某些环节在某些方面产生帮助作用。患者的全程康复行动还需要其他健康服务者在其他方面提供帮助。众多健康服务者协同联合才能在全程为患者提供一致的帮助，这样，所有参与帮助患者康复的健康服务者都需要有内在的联系，协调一致地帮助患者遵循正气康复道路，做好自我康复行动。市场上的健康服务者需要跟公立医院和社区卫生服务建立联系。

二、健康服务者跟公立医院和社区卫生服务的关联

公立医院和社区卫生服务是术后自我康复行动的开启与维持，健康服务者在中间发挥帮助作用。因此，健康服务者必定要与公立医院和社区卫生服务发生关联。

健康服务者与公立医院的关联。由于术后患者在康复中跟手术医院有经常的联系，健康服务者需要获得手术医院的支持。而公立医院负有全民健康责任，理应支持术后自我康复行动，健康服务者需要以全民健康为目标获得公立医院对健康服务者的支持。

健康服务者与社区卫生服务的关联。健康服务者组织康复活动，通常是集中而短期的。然而，康复是一个长期的行动，患者开展术后自我康复行动必然要依靠社区卫生服务；因此，健康服务者要想让患者真正获得健康，必然要将患者纳入到长期的社区卫生服务健康管理活动中。

在众多社会健康服务者中，慈善组织是一股重要力量。慈善组织对支付能力不足者的帮助是最直接的，因此，政府应该大力支持和发挥慈善组织在帮助术后自我康复行动中的作用。

康复教育帮助患者
术后自我康复行动的服务方式

正气康复教育是患者开展术后自我康复行动的前提和基础。康复教育渗透在术后自我康复行动的全程。正气康复教育面向术后自我康复行动，公立医院和社区卫生服务以及健康服务者，都是在某个环节为术后自我康复行动提供帮助，其中包含有康复教育内容，但都无法提供全面系统的康复教育。因此，需要有独立的康复教育机构发挥康复教育功能。在康复教育中的公共基础教育具有公共产品性质，在康复教育中的个体专门教育具有私人产品性质，因而康复教育在帮助患者康复中需要采用不同的服务方式。

一、公共基础康复教育的服务方式

公共基础康复教育是指向全体患者传授基础性正气康复知识。基础性康复知识最重要的一个作用是启蒙教育。启蒙教育有两个目标，一个是启蒙患者树立术后康复的第一责任人信念，一个是树立患者自我康复行动信念。树立信念是从没有认识到有认识的开创性教育，这种教育对于患者来讲是一种潜在需要而不是现实需求，因此无法用市场机制提供服务，而要采用公共产品以公益方法提供服务。正气康复启蒙教育与医院护理的健康教育的内容具有一致性，所以可以在医院将正气康复的启蒙教育融入到健康教育中。

基于中医治未病理念的自我康复方式是正气康复，进行的教育是正气康复教育。

（一）在医院病房开展八段锦的教学方式

在医院住院的术后患者需要适当锻炼，护理工作需要引入适当的锻炼手段，健身气功八段锦正适合住院护理的需要。八段锦动作简单，易于患者学习，场地要求小，正适合住院场所条件，其提振正气作用正适合患者术后由于虚弱需要提气情况。在住院时传授八段锦的教学方式是启蒙患者接受八段锦锻炼。

在医院病房开展健身气功八段锦视频锻炼是一个有效传播正气康复道理的渠道。在医院病房可以通过电视或者大屏幕电脑播放八段锦视频。在视频演示下，医护人员带领患者一起做八段锦。八段锦是功法，仅靠动作演示不能表达功法内涵，还需要采用文字宣传册和手机微信群和公众号的方式讲解功法，帮助患者理解健身气功。在跟视频做八段锦和医护人员讲解以及手机网络教育的综合影响下，可以使患者接触并了解正气康复，从而可以由气功锻炼引入到认识和理解正气康复上。

（二）正气康复科普知识的传播渠道

正气康复的公共基础知识在向公众传播时，有线上和线下两种渠道。

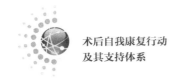
线下渠道：通过医院和社区卫生服务的健康教育系统直接向患者宣教，教育医护人员掌握正气康复知识和技能后，直接向患者进行传播。

线上渠道：有两种基本方式，一种是公众号，一种是微信群。公众号可以设置各种栏目，分类传播各种知识，进行各种教学，并可以进行一对一互动。公共基础性正气康复知识可以用固定栏目进行固定播出，还可以跟患者形成学习互动的关系。微信群面向患者，发布正气康复知识，发布八段锦视频，督促患者学习知识和习练技能。

二、个性特需教育的服务方式

患者在医院只能短期住院，一般不超过一周时间，因此，无法进行正规系统的教育，只能做启蒙教育。在医院做了一定启蒙教育后，患者接触了正气康复知识和树立了自我康复行动信念，在出院后就要系统深入学习正气康复知识和技能以及属于患者自己的正气康复道路。患者经过启蒙教育而产生学习正气康复之道的需求，这时可以用市场机制提供教育服务。

（一）个性特需的正气康复教育内容

1."我的"正气康复道路

我进行了何种手术？我的身体状况如何？我的生活工作需要状况如何？根据我的情况，我的正气康复道路是什么？这是患者最关注的问题。患者对康复道路知识的理解和掌握，需要中医康复专业人士在对患者进行诊断和跟患者进行讨论后做设计。在患者获得我的康复道路后，就可以依据康复道路指导书指导患者开展术后自我康复行动。

2. 患者康复技能培训

患者锻炼是提振正气的重要手段。八段锦是提振正气的功法，是康复的重要技能之一。对每个患者的身体状态与身体素质而言，改善身体还需要有其他健身养生方法。这些构成患者的康复技能。康复技能需要培训，培训伴随康复全程。在康复进程中，身体状况在不断变化，所需要的康复技能也在变化，这就需要持续的康复技能培训。

3. 带领患者锻炼

患者锻炼需要带领，一是因为健身气功是内家功法，需要有教练对患者进行指导和点拨；二是患者锻炼需要有在教练带领下的团体共舞氛围，因为有团体氛围和乐趣，患者更易于坚持。

4. 培养患者跟医生沟通正气康复的能力

当患者需要进行康复医疗时，患者需要跟医生沟通以正气康复道路实施康复医疗。因此，要培训患者跟医生的沟通能力。

（二）患者学习特点

1. 强烈学习愿望

病痛促使患者愿意学习努力掌握消除病痛的知识和方法以及能力，这为患者接受正气康复教育提供了充足的动力。

2. 学用结合引发探讨式学习

患者在学习康复知识和技能过程中，不是单纯接受式学习，二是结合康复实际以及各种疑虑的探讨式学习。当用到康复上时，

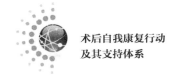
患者立即会发现对康复知识的理解不够和理解不深的问题，还会产生与其他疾病治疗和其他康复知识的碰撞。患者会将各种问题向康复指导老师请教，康复指导老师可能会面临超出自己知识范围的问题。康复指导老师在迎接各种问题的挑战时，既要提高教学能力，还要跟各方专家组成咨询团队。

3. 患者会向医生请教康复教育中的一些知识和疑惑

患者会将学到的正气康复知识和技能向治疗医生请教。康复教育包含扶正祛邪的观点，康复本身在改善身体状况，也同时在消除一些病痛，患者会将康复中的一些效果向医生咨询，把康复教育中的一些认识向医生寻求印证，一些疑问向医生寻求解答。医生的回答对患者有很大的影响作用。

（三）个性特需的正气康复教育方法

康复教育需要抓住正气康复知识中贴近患者的知识点进行教育，这个贴近点就是"我的"正气康复状况和道路。

1. 聚焦于"我的"康复道路的康复教育

我的康复道路是患者开展术后自我康复行动的依据，是患者看到健康希望的指路明灯，是患者关切所在。患者提出的请求知识教育需求，转化为正气康复知识予以传授。为推动术后自我康复行动进行教育，需要以"我的"康复道路为轴线进行教育。

2. "我的"康复道路作为各种康复教育内容的发端

术后自我康复行动按照"我的"康复道路展开，因此，"我的"康复道路首先要明确需要。有了"我的"康复道路才能有自我康复行动，有了自我康复行动才能有患者对帮助的需求。当教育者提供患者对康复知识和能力的教育需求时，需要从让患者认识和理解"我的"康复道路入手。

3. 以患者为中心探讨"我的"康复道路

患者以自己康复为目的进行学习，倾向于将正气康复之道跟自己的病情和康复方法联系起来。学以致用的学习方法是最有效的学习方法，因此，对于"我的"（正气）康复道路的认识可以采用患者自我探索的方法，由患者探讨自己的身体正气状况和康复方向与做法，教师指导病人进行自我认识的探讨。

4. 启蒙康复教育是正规康复教育的前奏

患者在产生对正规康复教育的需求之前，需要先进行启蒙康复教育。启蒙康复教育可以嵌入在医院护理健康教育中，在启蒙康复教育中嵌入正规康复教育的引导。

5. 现代教育手段的线上线下结合

现代网络技术为患者接受正气康复教育提供了丰富手段，线上教育可以满足多种情况的需求。线下面授教育能够使教师对患者进行面对面的观察并与他们进行交流，能够引导患者正确掌握正气康复的各种知识和技能。

三、康复教育支持各方帮助者

康复教育支持各方帮助术后自我康复行动。在公立医院方面，公立医院将正气康复教育纳入到护理的健康教育中，需要康复教育者帮助医院开展正气康复教育的启蒙教育和体验活动。在社区卫生服务方面，社区卫生服务需要把康复教育引入到社区健康教育中，需要用康复教育培训家庭医生团队的正气康复知识和技能。

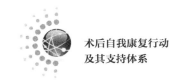

在健康服务者方面，健康服务者需要把康复教育引入到公司主办的康复活动中。

康复教育机构除了为患者提供教育外，还要为其他服务者提供教育。为其他服务者提供教育的方式会各不相同。在与医院合作上，启蒙康复教育需要以公益方式提供。康复教育机构在与社区卫生服务合作时，社区卫生服务为病人提供正规康复教育，医务人员需要掌握相关的知识技能以便为社区病人提供健康教育，也可以邀请康复教育专家为病人讲授正气康复知识。社区卫生服务将健康教育服务纳入到公共卫生项目中，由财政支付教育成本。康复教育机构与健康服务者合作是以市场机制的方式提供服务，由健康服务者向教育者支付费用。

四、小　结

术后自我康复行动需要社会力量提供帮助，反映了健康需要社会共建共享的精神。健康，既是个人的事情，也是政府的事情，同样更是社会的事情。在术后康复上，个人要对自己的康复承担起责任，而且个人是自身健康的第一责任人，政府对全民健康责任的承担要落实在追求健康上，而社会各方可以用各种方式为康复追求健康做出贡献，并享有健康带来的利益。

高校发挥服务社会的康复教育功能，在服务社会的教育中建设康复教育体系，发展高校的康复教育事业。慈善机构发挥爱心救助贫困者的功能，在服务术后患者的康复中扩大爱心效应，从而发展慈善事业。商业服务机构在满足患者个性化的特殊服务需求中帮助患者获得健康，在为健康做出贡献中获得商业收益。这些发展都离不开患者为自己的健康开展的自我康复行动。康复事业的共建共享，围绕着对术后自我康复的行动道路和服务体系展开。患者享有健康，服务各方获得发展。

健康需要共建共享。共建共享的发展方式表明，健康产业不是独立提供某种健康服务或者独立提供某个健康产品就能产生健康的，而是需要与社会的健康力量进行联动，形成共同体，协调一致地帮助个人，通过个人的健康行动产生健康。

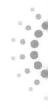

第六章

术后自我康复行动支持体系

　　患者在进行术后自我康复行动时，需要有多方服务者在多个环节上提供帮助，这些服务者在术后自我康复行动这条主线上提供帮助服务，形成有内在联系的柔性体系。形成体系的服务能为术后自我康复行动提供完整系统的帮助，有力保证康复行动达到健康目标。

围绕术后自我康复行动形成支持体系

一、术后自我康复行动需要系统系列支持

术后自我康复行动采用正气康复道路通向健康，康复服务要以符合正气康复道路的要求对术后自我康复行动产生帮助。利用正气康复服务开展术后自我康复行动，行动在各种服务中进行，不断提高健康状况，由此构成行动系统。支持和帮助术后自我康复行动的各方服务者则形成相互关联的支持体系。由支持体系为所有术后患者的康复提供系统系列的康复服务。

（一）康复行动需要服务具有系统性

术后自我康复行动在提振正气、扶正祛邪中逐渐恢复健康，因此其行动是一个反复循环螺旋上升的过程。康复行动是在一个系统中进行，这个系统就是术后自我康复行动支持体系。

支持体系由公立医院、社区卫生服务、康复教育机构以及健康服务公司等构成，这些机构在正气康复道路上为自我康复行动组成支持体系。患者开展术后自我康复行动需要得到正气康复服务的支持，支持体系需要以正气康复系统的方式提供系统支持。

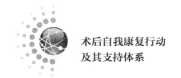
（1）康复教育机构提供正气康复教育，对支持体系的正气康复服务提供技术支持。

（2）公立医院发挥启蒙和引导作用，激发和引导患者开展术后自我康复行动。

（3）社区卫生服务为患者的术后自我康复行动提供管理以及基本医疗卫生服务。

（4）健康服务公司提供患者特需的康复服务和组织正气康活动。

（5）支持体系各方在正气康复道路中相互沟通协调，保证各方的帮助在正气康复道路上的一致，保证所提供的帮助符合患者身体状态所需。

（二）康复行动需要服务具有系列性

在康复行动过程中，患者从不知道路到知晓道路再到自觉行动，然后将行动的坚持放在社区卫生服务的健康管理上实现，并在康复过程中接受康复教育和开展相应的康复活动，因而，患者需要得到系列的帮助。

1. 从不知到知的启蒙

患者术后寻求康复方法，对正气康复道路的认识是从不知到知的过程。在不知状态时，需要以启蒙的方式建立患者对正气康复知识的认知。启蒙教育最恰当的是在公立医院手术后的住院期间开展。

2. 接受正气康复教育的帮助

在产生对正气康复的初步认识后，患者即产生了对正气康复教育的需求，因而会对教育机构发出教育的帮助请求。

3. 行动能力不足需要帮助

患者在开始术后自我康复行动后，就会发现和感觉到自身康复能力的不足，因而会发出培训康复能力的帮助请求。

4. 长期行动需要管理的帮助

在患者进入长期术后自我康复行动后，患者需要有专业的机构帮助其管理康复行动。长期健康管理最好的承担者是社区卫生服务。

二、各方服务者在正气康复道路上融合为支持体系

各方服务者帮助术后自我康复行动需要协调一致，统一在正气康复道路上。但是，如果各方服务者是自发独立、无关联地提供帮助，一是可能不是都在正气康复道路上提供服务，二是即使都是提供正气康复技术和服务，也可能会因为不协调而效果不佳。术后自我康复行动需要各方服务者统一为一个支持体系。统一各方服务者的根本依据是正气康复道路，阐明正气康复道路的是康复教育，统摄各方为全体患者的自我康复行动提供帮助的动力是"健康中国"建设。因此，形成统一支持体系的基本方式是，政府以"健康中国"建设号召并赋予责任给公立医疗卫生机构，支持公办高校提供正气康复教育，由以上公共事业单位组成支持体系的骨干支柱，促成术后自我康复行动的开展，在术后自我康复行动启动起来后，由行动引发的需求在市场机制下得到健康服务公司的响应。所有帮助都统一在正气康复道路上，所有服务通过康复教育系统协调，支持体系形成。

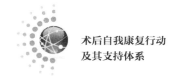
正气康复教育联络各服务方，用知识和信息将患者和各帮助方连接在一起，在术后自我康复行动上，将服务方结合成为一个体系。该体系以术后自我康复行动为轴线，由康复教育系统阐明轴线的各个环节的功能和相互联系，各服务方根据各自的能力在相应的环节发挥相应的功能，患者的健康信息和康复行动方向在康复教育系统中显示，康复教育及其系统成为支持体系运行的灵魂。

术后自我康复行动支持体系的形成，"健康中国"是原动力，康复教育是灵魂。

第二节

支持体系的构成

　　在术后自我康复行动充分开展起来后，对康复行动的帮助越来越多，服务者越来越多，相互的联系越来越紧密，支持体系逐渐定型和成熟。以成熟的支持体系为参照，可以认识支持体系的发展目标与发展过程。

一、支持体系的结构

　　支持体系是在术后自我康复行动的过程中，随着行动的扩大而发展起来的。支持体系的构成方式是以术后自我康复行动为轴线，按照轴线分环节，在各个环节上，服务者提供相应功能的帮助。因此，支持体系的结构是以术后自我康复行动为轴，自下而上设置服务的各项环节，各环节标示出患者获得的帮助和康复行动要达到的康复目标。支持体系结构功能见图6-1。

　　康复行动启动阶段：术后自我康复行动的启蒙教育通常放在公立医院开展。公立医院在健康教育中向患者传播正气康复的知识和技能，启蒙患者树立自我康复信念，启动术后自我康复行动。

　　康复行动接受教育阶段：在医院接受短暂的启蒙教育而知道

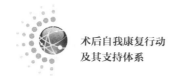

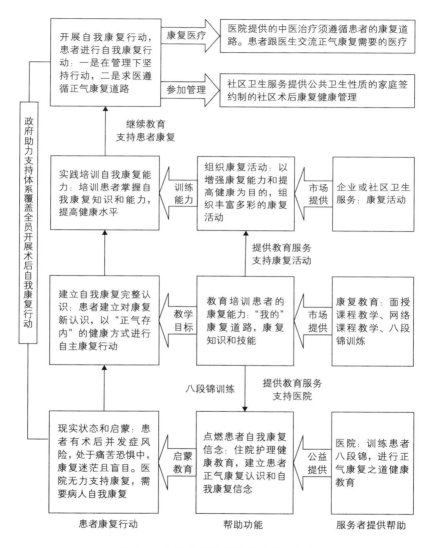

图6-1　术后自我康复行动的支持体系

有正气康复之道后，患者产生对正规康复教育的需求。

康复行动需要帮助阶段：患者具备了自我康复的康复能力后，遵循"我的"康复之道进行康复活动，寻求可以获得更好健康成效的帮助。患者的帮助需求，可以用市场交易机制予以满足。

患者寻求医生提供康复医疗阶段：患者自主开展自我康复行动，有权自主寻求医生治疗康复期间的疾病，但是在治疗中应使治疗遵循康复道路。为此，患者需要和医生交流康复道路和康复情况。

二、支持体系的特点

支持体系的本质是，以康复道路为线索，系统地协助患者开展术后自我康复行动。在这样的本质上，患者是主导，服务者是依从；术后自我康复行动是主导，支持体系是依从。

支持体系的特点是，体系具有依从特点、柔变特点、教育特点等。

（一）依从特点

支持体系的形态与功能依从术后自我康复行动的情况和需求的变化而变化。

（二）柔变特点

支持体系顺应行动的需要而变化，顺应技术和环境的变化而变化，也会因"健康中国"战略的要求而变化。因而，支持体系处在一种时时变动的状态中，支持体系需要具备柔变特点。由于支持体系的柔变特点，支持体系各服务方的相互关联应是柔性的。

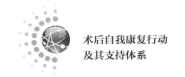

关联的柔性体现在各服务方都应以患者的正气康复道路为依据，为使服务形成系统性而要相互沟通和配合。柔性关联以中医思想和理论为依托，在相互关联中可松可紧可变化，一切以顺应术后自我康复行动的需要为依归。

（三）教育特点

教育渗透在整个支持体系中。康复教育传播正气康复知识，既要向患者传播，又要向服务方传播；既要由康复教育机构向患者传播，也要由服务方向患者传播。服务方在为患者组织康复活动时，通常包含有康复教育，会请康复教育机构提供帮助。

三、支持体系的萌生

支持体系萌生有两种情况，一种是创造模板的萌生，另一种是有模板而复制模板的萌生。

创建单元模板的萌生。支持体系对于术后自我康复行动来讲是一个系统。系统的最小单元可以由一个公立医院和一个社区卫生服务及一个教育机构构成。在没有支持体系可参照的情况下，需要先以最小单元构建核心系统，作为其他单元参照复制形成核心系统提供模板。创建单元模板需要在"健康中国"旗帜下，为术后自我康复行动的推广普及而创建示范点。

复制示范模板的萌生。有示范点后，其他地区开展术后自我康复行动可以参照示范点的模式进行支持体系建设。在支持体系的建设中，要着力于发动患者树立自我康复观念，启动患者术后自我康复行动，充分发挥患者在行动中的积极性和主导性。

四、小 结

支持体系是在术后自我康复行动的过程中形成和发展的。患者在术后自我康复行动中具有自发性，但也需要外界动力激发和引导患者的自发动力。患者消除病痛和恢复健康，是患者内在追求，具有自发性。但是，患者对于应该依靠自己获得健康的信念没有建立，对于如何康复不清楚，致使追求健康的自发性得不到发挥并会陷入盲目康复。因此，需要从建设"健康中国"出发，对公立医疗卫生机构赋予全民健康责任，由公立医疗卫生机构负责激发患者，管理患者坚持开展康复行动。术后自我康复行动在自发动力推动下发展，既需要责任动力提供助力，还需要市场动力提供助力。患者开展术后自我康复行动后，患者就会在行动中产生各不相同的需求，这些需求需要在市场动力下由供给方（健康服务者）予以满足。运行的动力由责任动力和市场动力构成。患者追求健康的动力是术后自我康复行动的主力，责任动力和市场动力是助力，助力要随主力的需要而变动，因而，支持体系的发展是顺应术后自我康复行动的需要而发展的。

支持体系不是由设计而建设出来的，而是根据术后自我康复行动在社会上发展的情况应运而生的。在术后自我康复行动尚未发展起来时，支持体系需要的宣传和示范为目的建立模板式体系。在发展起来后，要根据行动的情况和状态建立相应的体系。情况和状态发生大的变化，体系跟着变化。支持体系是永恒变动的，因而是柔性的。

第七章

在"健康中国"背景下
发展术后自我康复行动

  术后自我康复行动需要纳入"健康中国"战略实施中来做向全体术后患者发展的事情,"健康中国"战略需要采用术后自我康复行动向社会推广来提高全体术后患者的健康。该行动与"健康中国"的结合就是术后自我康复行动在社会全面普及的过程。

术后自我康复行动
贯彻"健康中国"战略主题

术后自我康复行动是建设"健康中国"的一部分，在政府领导下，广泛激发患者健康责任意识，发挥患者追求健康的主观能动性；以责任为动力，充分发挥公立医疗卫生机构的主动性；以市场为动力，充分调动商业服务机构积极性，帮助患者在术后自我康复行动中实现健康目标。患者与各方服务者在"共建共享，全民健康"战略主题指引下，共同建设"健康中国"。

一、以"健康中国"为旗帜发展术后自我康复行动

《"健康中国2030"规划纲要》将战略主题定为"共建共享，全民健康"，基本方式是"坚持政府主导与调动社会、个人的积极性相结合，推动人人参与、人人尽力、人人享有"，其中特别提出，"要强化个人健康责任"。在术后自我康复行动上落实"健康中国"战略，需要从强化患者个人健康责任入手。

患者从手术到康复，需要将行为导向从依从医生转向依靠自己。当患者还停留在依从医生状态时，康复靠自己的信念尚没有

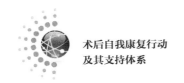
树立。因此，需要强化患者个人康复责任，需要首先树立自我康复观念。在树立了自我康复观念后，患者开展和维持术后自我康复行动还需要有专业的管理。

（1）患者树立术后自我康复观念。树立自我康复观念有多种渠道和手段，其中，手术所在医院的启蒙教育是最合适、最有效的渠道和手段。

（2）公立医院帮助患者树立自我康复观念和启动术后自我康复行动。公立医院在引导患者开展术后自我康复行动时，要主动进行主导作用向辅助作用的转换。医院和医生要主动退居第二责任人，让患者学习和掌握康复道路，鼓励患者主导康复行动。而医院和医生更要自觉表现出第二责任人的作为，引导患者发挥第一责任人的作为。医生和患者在术后自我康复行动中的作用换位需要医生引导。

（3）社区卫生服务帮助患者做好长期自我康复行动的管理工作。这一工作有三个方面的含义：一是在公共卫生工作中纳入对患者康复的健康管理，二是为康复患者提供基本医疗服务，三是与公立医院联合，共同支持和帮助术后自我康复行动。

（4）以教育的方式帮助患者认识康复道路和具备康复能力。在患者寻求康复道路中，康复教育为患者提供对"我的"康复道路的认识，并传授和培养康复能力。

（5）以市场机制调动商业服务者满足患者在行动中的特殊需求。患者在术后自我康复行动中得到公立医院和社区卫生服务的支持与帮助，但患者在行动中会产生超出全民健康责任范围的特殊需求，这部分需求由市场机制调动商业服务者予以满足。

在"健康中国"战略实施中，由政府将全民健康责任赋予公立医疗卫生机构，推动公立医疗卫生机构建立起开展对术后自我康复行动的发动与管理。在术后自我康复行动兴起后就会有患者在行动中的特殊需求，就会由市场机制引导社会资本参与进来。术后自我康复行动的社会推广和社会参与，需要在"健康中国"战略下由政府推动。

二、以责任动力推动公立医院和社区卫生服务

公立医院和社区卫生服务不是营利机构，不能以经济利益为动力推动其帮助患者开展术后自我康复行动。公立医院和社区卫生服务是公共事业单位，为全民健康事业发挥相应的作用。在全民健康事业中，政府要求公立医院和社区卫生服务在术后自我康复行动上履行全民健康责任时，他们就应当承担起责任，主动帮助患者开展术后自我康复行动。

全民健康责任要求公立医院辅助术后自我康复行动，一是在院内对患者自我康复进行启蒙教育，二是在院外支持患者康复行动，三是与社区卫生服务协同管理康复行动。

全民健康责任要求社区卫生服务辅助术后自我康复行动，一是将其纳入公共卫生项目，二是将其纳入家庭医生签约制度中，三是以基本医疗和公共卫生帮助患者康复。

三、以市场动力调动社会资本

术后自我康复行动孕育了术后康复的健康产业。患者在术后自我康复行动将产生特殊需求，需要健康产业提供服务予以满足。

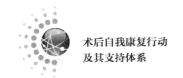

但是，术后康复的健康产业具有特殊性，该产业的产生与发展与公立医疗卫生机构业务有密切关联，术后康复的健康产业需要与公共医疗卫生机构建立联系，才能有效发展起来。

术后康复的健康产业与公立医疗卫生机构产生关联与合作，必须有共同的价值追求，那就是全民健康。健康产业需要将本位的经济利益的价值追求挂钩到全民健康，要服从和有益于全民健康。政府在推动"健康中国"战略实施中，领导各方对术后自我康复行动提供帮助。在政府领导下，术后康复健康产业与公立医疗卫生机构建立关联关系。

"健康中国"战略推动
术后自我康复行动在全社会推广

　　仅靠患者的个人健康责任很难全面开展术后自我康复行动，必须由公立医院和社区卫生服务承担全民健康责任，才能为患者术后自我康复行动建立启动与管理的两大支柱。只有社会具备启动与管理两个支柱，广大患者才能开展和维持术后自我康复行动。只有广大患者开展术后自我康复行动，才能产生足够的特殊需求，才能促进健康产业发展。而公立医疗卫生机构的参与需要在"健康中国"战略由政府赋予公立医疗卫生机构全面健康责任。

一、单纯患者责任的动力不足

（一）没有自我康复观念，就没有术后自我康复行动

　　自我康复观念的树立需要教育。患者没有接受启蒙教育，便较难树立自我康复观念，没有自我康复观念，便不会有术后自我康复行动。如果仅靠患者自主自觉接触与接受启蒙教育，不足以保证广大术后患者能树立自我康复观念。手术治疗发生在医院，如果医院没有责任要求，则很多医院可能不会主动开展对患者自

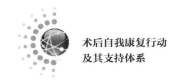
我康复的启蒙教育。公立医院可以由政府赋予全民健康责任。如果没有管理，则很多患者难以长期坚持有计划、有规律的术后自我康复行动，术后自我康复行动可能会夭折而康复行动的健康效果可能不佳，使其无法形成良性循环。而社区卫生服务在公共卫生的基础上可以提供健康管理。

（二）患者责任不足以推动公立医疗卫生机构提供支持和帮助

患者主动提出需求而服务者被动响应需求提供服务，这种供需方式为市场机制。但是，公立医疗卫生机构是公共事业单位，以保障全民健康为目的，而不以营利为目的，不采用市场机制运行，不会完全迎合个体需求，所以，患者的需求并不能完全获得公立医疗卫生机构的满足。

二、全民健康责任起必要作用

公立医院对术后自我康复行动起启动作用，这是必要作用。社区卫生服务对术后自我康复行动起维持作用，这是必要作用。而公立医院和社区卫生服务都需要全民健康责任推动，因此全民健康责任起必要作用。

公立医院为术后自我康复行动提供帮助，是其医疗目的的延伸。推动公立医院将医疗目的向健康目的延伸的力量是"健康中国"。政府在实施"健康中国"战略中，将全民健康责任赋予公立医院，在术后自我康复行动上落实为以第二责任人帮助术后自我康复行动。公立医院参与到帮助术后自我康复行动，需要政府赋予责任和提供政策支持。

　　社区卫生服务提供帮助服务是其公共卫生责任的延伸。这种延伸是，政府将帮助患者康复作为公共卫生任务分配给社区卫生服务，社区卫生服务以承担公共卫生任务方式帮助术后自我康复行动。社区卫生服务管理术后自我康复行动，需要公共卫生政策的支持。

术后自我康复行动的发展方式
是以健康为中心的方式

术后自我康复行动及其支持体系的发展方式是以健康为中心的方式。术后自我康复行动的行动模式是，患者是主导，医生是帮助。而我们可以从愈后防复行动向将病防发和未病先防扩展，那么，以患者为中心，以自我行动为轴线，医生做好引导和帮助，推动患者开展自我康复行动，就构成了以健康为中心的行动。

在以健康为中心下，医生治未病的着力点不在于治病，而在于推动患者开展自我康复行动，其目标对准健康。正因为对准健康，才需要依靠患者自己行动作为根本行动方式。从医院角度开展治未病工作，需要形成一个系统流程，由医院按照治未病理念接诊，启蒙患者树立自我健康观念，帮助患者制定健康行动指导书，引导患者参加社区卫生服务的健康管理，以及将患者的自我康复行动纳入到双向转诊制度中。因此，术后自我康复行动及其支持体系的发展方式是以健康为中心的发展方式。

"健康中国"战略要求健康事业的发展方式从以治病为中心转向以健康为中心。习近平总书记在2016年第一次全国卫生与健康大会上发表重要讲话并提出,"树立大卫生、大健康的观念,把以治病为中心转变为以人民健康为中心"①。术后自我康复行动和支持体系的发展方式正是在践行以健康为中心的理念。

术后自我康复行动及其支持体系是在以健康为中心指导思想下出新发展方式的探索。对患者的术后康复来讲,以患者自主开展康复行动为根本依靠,各方为患者提供支持和帮助。在这种发展方式中,个人的自我健康责任观念的树立是原点,在患者树立了自我康复观念后就会主动开展行动,则所有的帮助都因患者的术后自我康复行动而发生,患者健康则跟随着术后自我康复行动持续进行而获得。这是一条以健康为中心、以患者为中心的新道路。

---

① 习近平. 习近平在全国卫生与健康大会上的讲话 [C/OL]. [2016-08-20]. http://news.cri.cn/2016-08-20/cf70effc-6998-20d8-314e-f9438d0adcab.html.

索　引

后　记

　　书稿虽已完成，但内心却是诚惶诚恐。在书稿写作过程中，我其实是将重心放在开展术后自我康复行动的社会实践上。因而，对于书稿的写作不能做到静心与专心，完稿时间也一再延迟。另外，由于社会实践的不断深入，认识的广度和深度也在不断变化，已经成稿的一些内容也随之不断调整，即使现在已经完成的书稿，仍然有想再修改的冲动。但是，这种修改是无止境的，而书稿则必须尽快出版，不能再拖，只有采取"到此为止"来决断。

　　本次书稿讨论的议题限定在术后康复上，在理论上还有很大的发展空间。一是向一般康复发展；二是向健康群体方向发展；三是向医疗领域发展。发展的中心议题就是"以健康为中心"，即使是医疗，也要以健康为中心。

　　收笔之前，无限感慨和感激涌上心头。本以为这是一个实践的总结，应该很容易成稿。但是，在初稿交给编辑后，就发现，仅把实践经验简单上升为理论存在缺乏普遍适用的问题。为使著作出版能够具有普遍指导意义，编辑明确指出，必须向具有普遍适用的理论方向倾斜，将实践内容另做安排。而对普遍性的深究也使笔者的理论水平有了提高。在此，对张老师和殷老师深表谢意。本书的形成得益于实践，得益于课题组成员的辛勤汗水和智慧，他们为项目的进行和思想的产生都做出了重要贡献，在此特

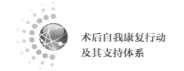
别要感谢他们——浙江省发展和改革委员会孙裕增处长、杭州市长庆潮鸣街道社区卫生服务中心蒋天武主任、浙江省中医院顾锡冬医师、浙江浙健健康管理服务有限公司柏士兴董事长及杭州分公司陆建第总经理和周思宇博士、浙江同济科技职业学院冯杰荣老师、浙江中医药大学雷蕾同学。新思想的形成离不开有思想、有热情的学者。对浙江大学董恒进教授、杭州师范大学王小合教授、浙江财经大学李永友教授和戴卫东教授等学者，表示最真诚的感谢。还有需要感谢的是各个医院的护士长们，特别是省中医院的陈晓洁护士长和省肿瘤医院的方群英护士长。其实，要感谢的人还很多很多，有来为患者教授八段锦的教练，有很多支持和关心我们的领导，无法将他们的名字一一列举出来，但感谢之情同样强烈。

最后，愿本书的出版能为术后患者的康复得到社会支持做出贡献，为"健康中国"将发展方式转向以健康为中心做出贡献。